编 委 会

中医特色康复适宜技术

适宜技术

晋松 主编

四川大学出版社
SICHUAN UNIVERSITY PRESS

项目策划：许　奕
责任编辑：许　奕
责任校对：龚娇梅
封面设计：阿　林
责任印制：王　炜

图书在版编目（CIP）数据

中医特色康复适宜技术 / 晋松主编 . — 成都：四
川大学出版社，2021.10
　　ISBN 978-7-5690-5152-0

　　Ⅰ . ①中… Ⅱ . ①晋… Ⅲ . ①中医学－康复医学
Ⅳ . ① R247.9

　　中国版本图书馆 CIP 数据核字（2021）第 231256 号

书名	中医特色康复适宜技术
	ZHONGYI TESE KANGFU SHIYI JISHU
主　　编	晋　松
出　　版	四川大学出版社
地　　址	成都市一环路南一段 24 号（610065）
发　　行	四川大学出版社
书　　号	ISBN 978-7-5690-5152-0
印前制作	四川胜翔数码印务设计有限公司
印　　刷	郫县犀浦印刷厂
成品尺寸	148mm×210mm
印　　张	4.25
字　　数	112 千字
版　　次	2021 年 12 月第 1 版
印　　次	2021 年 12 月第 1 次印刷
定　　价	26.00 元

◆ 读者邮购本书，请与本社发行科联系。
　电话：(028)85408408/(028)85401670/
　(028)86408023　邮政编码：610065
◆ 本社图书如有印装质量问题，请寄回出版社调换。
◆ 网址：http://press.scu.edu.cn

四川大学出版社
微信公众号

中医特色康复适宜技术是祖国传统医学的重要组成部分，它在不断发展的过程中融入了现代医学的最新内容。其内涵丰富，涉及面广，历史悠久！1973年，湖南长沙马王堆3号墓出土的古书《五十二病方》，是我国已发现最早的临床医学文献，所记载的敷药、药浴、熏蒸、按摩、熨、砭、灸等治疗方法，可视为最早的传统中医康复适宜技术。《黄帝内经》首次提出并系统论述针、灸、砭、按摩、敷药等中医外治法，为后世的中医康复适宜技术发展奠定了坚实的理论与实践基础。

　　晋松教授以传承精华、守正创新为己任，主编《中医特色康复适宜技术》一书。本书是一部总结临床上常用的安全有效的中医传统特色疗法的著作，对常用的中医康复适宜技术（包括杵针、运动疗法、针灸、推拿、浮针等）进行系统全面的介绍，并且以临床实用性为切入点，捋清各种中医康复适宜技术的操作规范与适用范围。其内容翔实独到、深入浅出、实用性强，特别是对"第五批国家级非物质文化遗产"李仲愚杵针疗法的理论、操作、临床应用以及运动处方的应用等进行详细的论述，为传承、研究、发掘、利用和推广中医康复适宜技术做出了贡献。

晋松教授团队在编写本书的过程中，认真广泛地查阅古籍及相关文献资料，紧密结合临床实践经验以及专家的学术思想与心得体会，进行了较为完善的归纳和总结。细品全书，感悟良多。推广中医康复适宜技术，发挥其独特优势，更好地为大众健康服务，让更多人因此获益，是我们所有中医药事业从业者的努力方向。本书对康复医学、运动医学、中医针灸推拿、骨伤专业的学生以及广大的中医临床从业者均具有理论及实践指导价值，也可供广大传统医学从业者及中医爱好者学习。

很荣幸为此书作序，并借此序表达对晋松教授及其团队所做工作的支持与感谢！

田　理
2021 年 12 月 21 日

绪　论……………………………………（ 1 ）

第一章　中医运动疗法…………………（ 2 ）

　第一节　中医运动疗法的概念……（ 2 ）

　第二节　中医运动疗法的源流……（ 2 ）

　第三节　中医运动疗法的具体方法

　　　　…………………………（ 3 ）

第二章　运动处方………………………（26）

　第一节　运动处方的概念…………（26）

　第二节　运动处方的历程…………（26）

　第三节　运动处方的特点…………（27）

　第四节　运动处方的原则…………（28）

　第五节　运动处方的核心内容

　　　　——FITTVP原则………（29）

第三章　杵针疗法………………………（31）

　第一节　杵针疗法的起源…………（31）

　第二节　杵针疗法的操作手法……（36）

　第三节　杵针疗法的特色取穴……（61）

　第四节　杵针疗法的辨证施治……（70）

第四章　其他中医特色康复适宜技术

　　　　…………………………（94）

　第一节　中医特色康复适宜技术分类

　　　　…………………………（94）

1

　第二节　临床常用的中医特色康复适宜技术…………（ 95 ）
附　录……………………………………………………（117）
　附录一　中医康复领域创新创业分析………………（117）
　附录二　康复科运动处方报告………………………（123）

参考文献…………………………………………………（126）

绪　论

中医康复适宜技术，顾名思义，就是适用于康复领域的中医"合适技术"。它是在中医学理论指导下，运用传统康复疗法，如针灸、杵针、浮针、推拿、拔罐、中医运动疗法等，结合现代康复医学的理念（康复评定、康复目标设定）开展的一系列以改善患者功能障碍、提高患者生活质量为目的，并适合在社区和家庭中实施和推广的诊疗技术。

中医康复适宜技术具备以下特征：科学性、先进性（相对）、安全性、有效性、成熟性、经济性、易行性和可持续性；同时还具有临床基础性、广泛性、针对性、可选择性（需求的选择、技术的选择）和动态发展性。广大医院、社区以及家庭康复均需要这种"适宜技术"。

第一章　中医运动疗法

第一节　中医运动疗法的概念

中医康复是指在中医学理论指导下，针对残疾者、老年人、慢性病病人及急性病后期病人，通过采用各种中医药特有的康复疗法及其他有用的措施，减轻功能障碍带来的影响和使之重返社会。在康复实施过程中，病人、病人家属及社区应共同参与。

中医运动疗法是以中医基础理论为核心，以整体观和辨证论治为康复特点，以动静结合运动模式为特色的传统技法，鼓励病人进行主动或被动康复运动训练。最早的中医运动疗法模仿动物的行为，如五禽戏，后来发展出内容丰富的各种运动疗法。

第二节　中医运动疗法的源流

中医运动疗法来源于导引学而又自成体系，它不是单一的疗法，而是多种疗法的合称，如五禽戏、八段锦、太极拳、易筋经就是主要的中医运动疗法。这些运动疗法极具中医特色，通过运动调动全身精、气、血，能促进血液循环，舒经活络，起到增强体质、提高机体免疫力、延长寿命、延缓衰老的作用。

日前，我国最早的关于运动疗法的记载见于长沙马王堆汉墓出土的《导引图》。44 个动作包含了呼吸、肢体、器械及模仿动物的运动，同时出土的《行气铭》则是现存最早的导引类文献。华佗根据动物活动特点创编的五禽戏，是仿生象形武术的鼻祖，至今活跃于民间。

第三节　中医运动疗法的具体方法

一、五禽戏

五禽戏是中国传统健身方法，据记载，五禽戏由东汉医学家华佗在前人的基础上创制，故又称"华佗五禽戏""五禽操""百步汗戏"等，是我国古代体育锻炼的一种重要方法，具有疏通筋骨、防病治病、延年益寿的功效。五禽戏，是通过模仿虎、鹿、熊、猿、鹤5种动物的动作，以达到治病养生、强壮身体目的的一种传统运动。因健身效果良好，1982年6月28日，中国卫生部、教育部和国家体育运动委员会发出通知，把五禽戏作为在医学类大学中推广的"保健体育课"内容之一。

五禽戏包括虎戏、鹿戏、熊戏、猿戏和鸟戏，每个动作都模仿相应动物的动作。五禽戏不同于一般的以肢体锻炼为主的功法，是一种主要对心、肝、脾、肺、肾等内脏器官进行功能性锻炼的传统运动方法。传统的五禽戏共有54个动作，由国家体育运动委员会新编的简化版五禽戏，把每戏分为两个动作，分别为：①虎举、虎扑；②鹿抵、鹿奔；③熊运、熊晃；④猿提、猿摘；⑤鸟伸、鸟飞。每种动作都是左右对称地各做1次，并配合气息调理。2003年，中国国家体育总局把重新编排后的五禽戏等健身法作为"健身运动"的内容之一推广到全国。

（一）五禽戏的功法要点

（1）全身放松：练功时，不仅肌肉要放松，精神也要放松，要做到松中有紧、柔中有刚。只有放松，使出来的劲才会刚柔相

3

济、张弛有度，动作才能柔和连贯、不僵硬。

（2）意守丹田：练功时，要全神贯注于丹田，排除杂念，做到耳无向、目无视、鼻无嗅，心不外驰，调整呼吸，呼吸深大缓慢，动作轻巧灵便。

（3）呼吸均匀：练功前，先做深呼吸，调匀呼吸。练功时，呼吸要自然平稳，以鼻呼吸，或口鼻并用，但不能张口喘粗气，要求悠悠吸气、轻轻呼气。

（4）动作形象：练功时，做到动作外形神、气都要像五禽。练虎戏时，要表现出威猛神态，目光有神，摇头摆尾；练鹿戏时，要效仿鹿的心静体松，姿势舒展，要把鹿的仰脖、缩颈、奔跑、回首等神态展现出来；练熊戏时，要效仿熊的浑厚缓慢、步行沉稳；练猿戏时，要效仿猿的敏捷好动，表现出纵山跳涧、攀树蹬枝、摘桃献果的神态；练鸟戏时，要效仿出鸟的轻快敏捷，表现出展翅凌云、轻翔舒展的神态。

（二）五禽戏的功效

1. 练"虎"可养肝

虎戏的重点在于模仿虎的威猛神态。威，生于爪，要力达指尖；神，发于目，要睁圆双目。爪与目都属肝，在习练时，双臂需配合虎举与虎扑动作而向上拔伸，身体两侧的肝胆经随之得到锻炼，因此坚持习练此式，可调理气血，达到舒筋、养肝、明目的目的。

2. 练"鹿"可养肾

鹿戏的重点在于腰部和尾闾。腰部左右扭动，尾闾跟着运转。腰为肾之府，在习练时需含胸凸脊，成竖弓状，脊柱的运转会使命门打开，进而强壮督脉。因此通过腰、脊的运动可达到壮腰强肾的目的，有利于改善生殖系统功能。

3. 练"熊"可养脾

熊戏需以腰为轴左右摇晃身体，习练熊戏的动作可使中焦气血通畅，随之对脾胃起到挤压按摩的作用，增强消化系统功能。脾胃可为身体提供充足的营养。因此长期习练熊戏既可疏肝理气、健脾保胃，又可防治挑食、腹胀、腹痛、腹泻、便秘等。

4. 练"猿"可养心

习练猿戏时，手臂需夹于胸前、收腋，而手臂内侧有心经循行，且由于习练幅度较大，所以不单对心经循行部位有较好的作用，对胸廓也有较好的锻炼作用。长期习练，有利于心经血脉的通畅，可以改善心悸、失眠多梦、盗汗、肢冷等症状。

5. 练"鸟"可养肺

鸟戏主要在于双臂的升、降、开、合。习练这些动作可牵拉肺经，按摩胸廓，从而疏通肺经气血。长期习练鸟戏，可调理肺部功能，促进肺的吐故纳新，改善人体的呼吸功能，对胸闷气短、鼻塞流涕等症状具有较好的缓解作用。

（三）五禽戏的基本动作

1. 基本手型

（1）虎爪：五指张开，虎口尽量撑圆，手指的第二指节弯曲内扣，像虎爪一样充满力量。

（2）鹿掌：五指并拢，中指、无名指弯曲内扣，其余指伸直。

（3）熊掌：除拇指外的其余四指并拢弯曲，不需要握紧，虎口撑圆，拇指压于食指指端。

（4）猿钩：五指指腹捏拢，屈腕。

（5）鸟翅：五指伸直，拇指、食指、小指向上翘起，无名指、中指并拢向下。

2. 基本步型

（1）弓步：腿向任何方向迈出一大步，同时膝关节弯曲成90°左右，膝关节与脚尖上下相对，脚尖稍内扣。另一腿自然伸直，全脚掌着地，且上体与地面垂直。按动作的方向，基本步型有侧弓步、前弓步、后弓步等。

（2）虚步：脚向前迈出一步，脚跟着地，与臀部上下相对，脚尖上翘，膝盖微屈。另一条腿屈膝下蹲，全脚掌着地，脚尖斜向前。身体重心七分落于支撑腿，三分落于虚步腿。

（3）丁步：双脚左右分开，间距 10~20cm，双腿微微屈膝下蹲，随之提起一只脚脚跟，脚尖虚点地面，且靠近另一只全脚掌着地的脚的脚弓处。

（四）五禽戏习练指南

1. 时间宜忌

（1）饭前饭后 45 分钟不宜习练。

（2）冬天室外习练最好在上午 9 点太阳出来后。

（3）初练者一般以 20~30 分钟为宜，后可逐渐延长时间。

2. 身心宜忌

（1）心中郁闷、烦躁者不宜习练。

（2）情绪起伏较大且激动者不宜习练。

（3）激烈运动后，心情未平静者不宜习练。

（4）饥饿、酗酒、饱食后不宜习练。

（5）心血管疾病病人避免在上午习练。

（6）有失眠症的人上午不宜习练。

（7）女性经期应少练或停练。

（8）不宜佩戴饰物、穿着紧身衣习练。

（9）练功后，忌收功太急而立即活动。

五禽戏示意图见图 1-1。

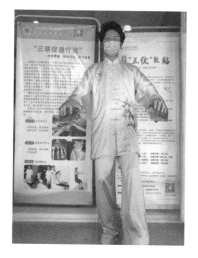

（1）虎戏

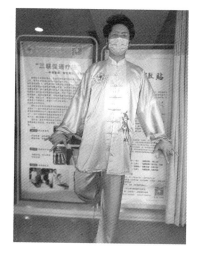

（2）鹿戏

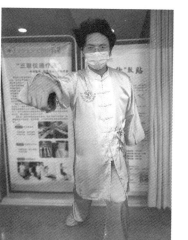

（3）熊戏

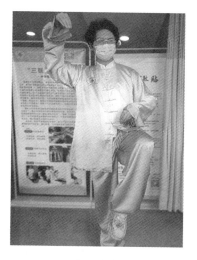

（4）猿戏

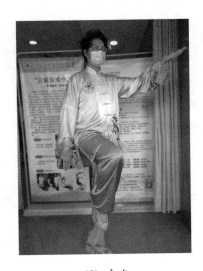

（5）鸟戏

图1-1　五禽戏示意图

二、八段锦

八段锦历史悠久，流传广泛，由于简单易学，深受人民群众的喜爱。魏晋许逊的《灵剑子引导子午记》中有关于八段锦锻炼方法的记载。但最早出现"八段锦"一词的是宋代洪迈所著的《夷坚志》。因此大部分人认为八段锦是在宋朝被编创的。实际上，据史料记载，八段锦的起源可以追溯到远古时代。相传在4000多年以前，中原大地洪水泛滥，百姓因长期遭受潮湿之害，导致筋骨萎缩而不健壮，气血瘀滞而不通。这时，一位智者发明了一种"舞蹈"来治疗这些疾病。这种神奇的"舞蹈"慢慢地便演变成了我们所称的导引术，就是现代所称的八段锦。八段锦是中医运动疗法的一种，是近年来应用较多、效果较好的健身功法。

新中国成立后，国家对传统体育事业高度重视。新中国成立初期，人民体育出版社出版了唐豪等编著的《八段锦》，后来国家体育总局健身气功管理中心将八段锦作为子课题，运用现代技术进行了深入挖掘。21世纪，生活水平的提高使大众深刻认识到养生的重要性，八段锦被越来越多的人习练。经过历代医家、武术大师的增减、淬炼，现在的八段锦全套动作衔接自然，运动强度适合各个年龄段的人群。

（一）八段锦的功法要点

（1）柔和圆润，缓慢连贯：柔和，是指习练时肌肉力量适中，不要忽强忽弱，要轻松自如，浑然天成；圆润，是指习练时各关节要灵活，不带棱角，如瀑布下的石头；缓慢，是指习练时不要忽快忽慢，速度始终如一；连贯，是指习练时动作没有停滞，一气呵成，如行云流水。

（2）松紧结合，动静相兼：松，是指习练时不仅要做到肢体上的放松舒展，而且要实现心灵上的放松；紧，是指习练时适当用力，缓慢进行；动，是指习练时肢体上的运动；静，是指习练时动作沉稳，动中有静，静中有动。

（3）神与形和，气寓其中：神，是指习练时支配肢体动作的"主脑"，在中医里有"神为形之主，形为神之宅"之说；同时，习练时外界环境要安静，身心沉浸于习练中，从而达到忘我状态。气寓其中，是指习练时气运行于体内，周而复始，循环不断。

（二）八段锦的功效

八段锦不同于一般的以肢体锻炼为主的功法，它是一门主要对心、肝、脾、肺、肾等器官进行功能性锻炼的功法。前人将其列为导引类功法，引气流于全身以达到祛除外邪、抵御外侮、强身健体的功效。八段锦属于有氧运动，能促进新陈代谢，使身体充满活力。

1. 调理身心，防治心脑血管疾病

八段锦的动作柔和而舒缓，有利于身体充分放松，调节精神。坚持习练，有利于舒展筋脉、活血通络、养气壮力。现代研究已证实，通过习练八段锦，人体血管弹性可得到明显改善，心肌收缩更加有力。此外，八段锦的基础姿势之一为站桩。研究表明，适量站桩可增强腿部力量和平衡能力，加速下肢血液回流到躯干和头颈，从而使心、脑、肾等重要器官的血液循环增强，达到预防心脑血管疾病的目的。

2. 疏通气血，防治关节筋骨疾病

习练八段锦要求松中有紧，紧中有松。松与紧的协调配合和频繁转换，有助于机体的阴阳协调，还可润滑关节、流通气血、强壮筋骨。另外，八段锦是一种小负荷运动，坚持习练可预防神经系统、心血管系统、消化系统、呼吸系统及运动器官的疾病。

3. 锻炼全身，保护肝脏

习练八段锦时，"行动"基本都是由脊柱来"指挥"的，即以脊柱为中心，带动全身运动。由于支配肢体脏腑的神经根都分布在脊柱两侧，因此脊柱有人体"第二生命线"之称。八段锦通过对脊柱的拉伸、旋转、刺激，疏通任督二脉，从而达到调节整体、锻炼全身的效果。

（三）八段锦的基本动作

1. 基本手型

（1）拳：用拇指抵掐无名指根节内侧，其余四指弯曲收于掌心，即握固。

（2）掌。

掌一：五指稍分开，微屈，掌心微含。

掌二：拇指与食指分开成八字状。食指竖起，其余三指第一、第二指节屈收，掌心微含。

（3）爪：伸直手腕，五指并拢，将拇指第一指节及其余四指第一、第二指节屈收扣紧。

2. 基本步型

马步：双腿平行开立，双脚之间的距离为本人脚长的 2～8 倍。然后下蹲，脚尖平行向前，勿撇。双膝向外撑。膝盖不能超过脚尖，大腿与地面平行，同时胯向前，腰部内收，臀部勿凸出。

（四）八段锦习练指南

1. 习练时间

（1）随时都可习练，但最好选择不会被打断或中断的时间。

（2）习练一套八段锦一般只需 13 分钟左右，宜做完整套动作。

2. 习练场所

（1）由于八段锦属徒手定步功法，因而没有场地限制，可随地习练。

（2）如条件允许，最好选择空气新鲜、安静的场所习练。

3. 习练频率和方法

（1）一般情况下，习练八段锦一周应不少于 5 次，每次习练时间为 15～30 分钟。间隔休息 2 分钟为宜。

（2）习练方法需根据个人情况而定。尤其是初练者，对于难度较大的动作，可拆开或降低难度习练。

4. 习练要领

（1）初练八段锦，要做到上体中正、下肢稳定。步型、步法、手型、手法清晰、准确、到位。

（2）进入熟悉阶段后，注意重心的转换、身体平衡的调节、腰肩的扭动及四肢的协调等。此阶段要求动作柔和缓慢、圆活连贯、上下相随、节节贯穿。

（3）在进入巩固阶段后，要求达到内外放松、思想宁静、专一练功的"三调合一"境界。

（4）习练八段锦时一般采用逆腹式呼吸法，即吸气时提肛、收腹，呼气时松肛、松腹。

5. 习练宜忌

（1）练功衣要宽松，忌紧身服、高跟鞋。

（2）练功中和练功后，避免风吹日晒，尤忌习练后冷水洗浴。

（3）初练者在时间上要注意"延长法"，即开始习练5分钟便可，随着动作逐渐熟练，时间逐渐延长，一般在1周内延长到30分钟左右。

（4）如有患病或发热、出血、外伤等情况，暂停练功。女性在月经期不宜练功。

（5）如练功中出现头晕、恶心等症状，应立即停止练功。尤其是年老或体弱多病者更要注意。

（6）收功时要慢慢进行，先散步1～3分钟，再轻轻活动筋骨，按摩头面，且收功后不宜立即做重体力活。

（7）不宜空腹练习。

八段锦示意图见图1-2。

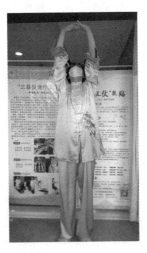 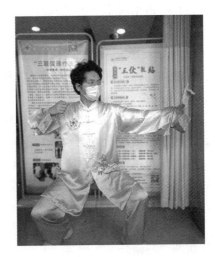

（1）两手托天理三焦　　　　（2）左右开弓似射雕

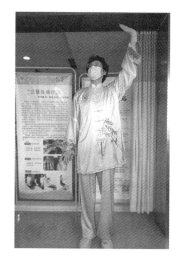

（3）调理脾胃须单举

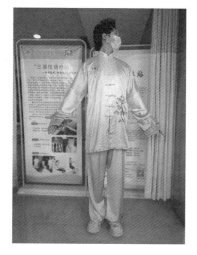

（4）五劳七伤往后瞧

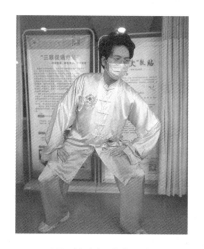

（5）摇头摆尾去心火

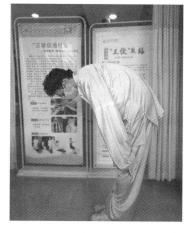

（6）两手攀足固肾腰

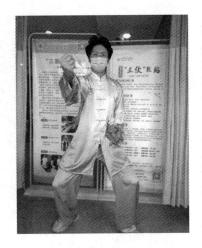 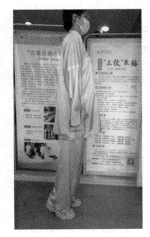

（7）攒拳怒目增气力　　　　（8）背后七颠百病消

图 1-2　八段锦示意图

三、太极拳

"太极"一词源于《周易·系辞》中的"易有太极，是生两仪"，有至高、至极、绝对、为宜的意思。关于太极拳的起源，说法较多，尚无定论。例如，有人说太极拳乃宋代张三丰所创，也有人认为是梁时韩拱月、程灵洗等所创，还有人认为是唐时许宣平或李道子所创。但经后人考证，这些说法都是假托附会。

早期的太极拳被称为"长拳""绵拳""十三势"等。直到清朝乾隆年间，山西人王宗月所著的《太极拳论》才正式确定了太极拳的名称，进而流传至今。太极拳在古代导引、吐纳之术的基础上，汲取了各家拳法和中医经络学的相关内容，又结合了阴阳学说，因而变得更为完善，功效也更为显著。

由此可知，太极拳不是一人所创。它是在前人不断开创、总结、整理、修改和完善的基础上逐步形成的。而太极拳不同流派也或多或少地相互借鉴和影响。因此，太极拳没有所谓的"祖创"之说。

新中国成立后，太极拳进入了一个迅猛发展的时期。太极拳是中华民族的瑰宝，是世界非物质文化遗产。它吸收中国传统儒家、道家哲学中的太极、阴阳辩证理念，将辩证的理论思维与武术、艺术、引导术等完美地结合在一起，充分体现了人与自然的和谐关系、人类对自然界的客观认知和科学实践。

（一）太极拳的功法要点

（1）静心用意，呼吸自然：练拳时要求思想安静集中，专心引导动作，意之所至，拳之所出，呼吸应平稳、深匀、自然，不可憋气。

（2）中正安舒，柔和缓慢：身体保持自然放松状态，不偏不倚，动作如行云流水，不拖不涩，轻柔匀缓。

（3）动作弧形，圆活完整：动作呈弧形或螺旋形，动作转换圆活不滞，同时以腰为轴，上下相随，周身形成一个整体。

（4）连贯协调，虚实分明：动作连贯，衔接和顺，分清虚实，保持重心稳定。

（5）轻灵沉着，刚柔相济：动作要轻灵沉着，不浮不僵，看似柔，实则刚，发劲完整，富有弹性。使用拙力为下乘。

（二）太极拳的功效

1. 益大脑，防治神经类疾病

在习练太极拳时一定要心静，让大脑皮质处于充分的休息状态，进而通过意念、呼吸、动作配合，完善大脑神经细胞功能，增加神经系统的灵敏性，协调全身各器官。长期习练，对神经衰弱、失眠、高血压等有较好的防治作用。

2. 畅血气，防治心脏病、胃肠疾病

太极拳动作舒缓，可使全身肌肉放松，长期习练有利于心脏血液循环，可预防心脏病。另外，太极拳不同于其他运动，习练时间不宜太短，一定时间的习练可增加机体的供氧量，有利于血气顺畅，促进新陈代谢，增强人体免疫力。所以，经常习练太极拳对心脏病、胃肠疾病等都有很好的疗效。

3. 练肌肉，防治骨质疏松

习练太极拳，常常需要交换重心，加之习练中有许多搂、转动作，有利于增强身体各部位肌肉的耐力。老年人由于骨质疏松常会因跌倒而导致骨折等病症。太极拳中有单腿撑体的动作，适当加强习练，可提高腿部承受力，有益骨质坚固。所以老年人不妨经常习练太极拳，改善身体耐力、稳定性，防治骨质疏松。

4. 利消化，提高心肺功能

习练太极拳可对内脏起到按摩作用。其中的某些动作，比如舌抵上腭、唇齿轻闭，可增加唾液的分泌，有利于消化。长期习练，可提高心肺功能。

5. 静心神，除压力

习练太极拳要求心境放松、呼吸匀畅、刚柔相济。长期习练，可使人感到愉悦轻松、情绪稳定。

总之，现代科学的研究证实，经常习练太极拳不仅可以治疗和预防各种疾病，还能延年益寿。

（三）太极拳的基本动作

1. 基本手型

（1）掌：五指分开微屈，掌心微合，虎口成弧形。

（2）勾：五指第一指节自然捏拢，屈腕。

（3）拳：五指卷曲，四指扣于掌心，拇指压于食指、中指第二指节上。握拳不可太紧，拳面要平。

2. 基本步型

（1）虚步：后腿屈蹲，大腿斜向地面，但高于水平位，脚跟与臀部基本垂直，脚尖斜向前方，全脚着地。前腿稍屈，前脚掌、脚跟或全脚着地都可。左脚在前称为左虚步，右脚在前称为右虚步。

（2）开立步：两脚平行站立，与肩同宽，脚尖朝前，两个肩井穴与两个涌泉穴成两条直线，百会穴与会阴穴成一条直线，两腿微屈，不要用力。

（3）丁步：一腿屈蹲，全脚着地，另一腿屈收，脚停于支撑脚内侧或前侧、后侧约 10cm 处，前脚掌虚点地面。

（4）仆步：一腿全蹲，膝盖与脚尖略外撇，另一腿自然伸直，平铺接近地面，脚尖内扣。

（5）独立步：一腿站立，不可挺得太直，另一腿屈膝提起，小腿下垂，脚尖向前。

（6）弓步：先坐实一腿，另一腿向前外侧迈出，先以脚跟着地，后腿脚尖向外撇，随着重心前移全脚踏实，两脚成丁八字，前腿弓，后腿蹬，成弓步。

（四）太极拳习练指南

1. 时间宜忌

（1）一天之内，宜习练 7~8 遍，如时间不够，至少早、晚各习练 1 遍。

（2）每天宜习练 30~120 分钟。但即使习练 10 分钟，只要长期坚持，也会有好的效果。

2. 场地宜忌

（1）以空气流通较好、光线明暗适中的地方作为习练场地，比如庭院、大厅。

（2）习练过程最好不要中断。太极拳失去连贯性，效果会大打折扣。

3. 准备宜忌

（1）剧烈运动后，心情未平静时不宜习练太极拳。

（2）酗酒、饱食后均不宜习练太极拳。

（3）雷雨、潮湿、发霉天不宜习练太极拳。

（4）习练时穿着宽大舒适的中式短装和柔软合脚的运动鞋。

（5）习练后如身体出汗，千万不要贪凉脱衣，更不能用冷水洗澡。

（6）女性生理期或身体、心情状态不好时，不宜习练太极拳。另外，在运动量的把握上，女性相对于男性可适当调整。

（7）年老体弱及患有不同疾病者，应根据自身情况调整习练动作、幅度及时间。

太极拳示意图见图1-3。

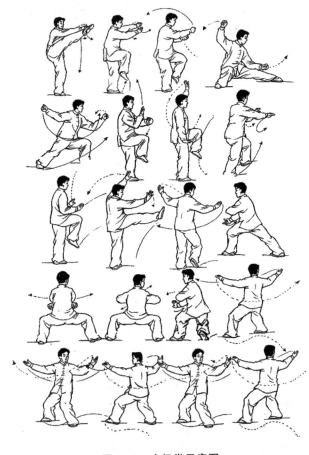

图1-3 太极拳示意图

四、易筋经

易，有改变、脱换的意思；筋，就是筋脉、肌肉、筋骨；经，有方法、指南、权威性著作之意。三个字合起来，意思一目了然，即为活动筋骨的权威著作。易筋经是我国古代流传下来的一套健身养生大法，由于易学易练，连贯舒缓，且具有较好的修心养神、御邪疗疾、延年益寿等功效而深受群众的喜爱。

《易筋经》中有这样一段话："筋弛则病，筋挛则瘦，筋靡则痿，筋弱则懈，筋缩则亡，筋壮则强，筋舒则长，筋劲则刚，筋和则康。"用"易筋"之法锻炼人体肌肉，调节人体筋脉，真是外练筋骨，内壮脏腑，健身又强体。易筋经作为一种纯粹的武学技术，其本质就在于调节人体的生理功能，使普通人能获得良好的体能。这是易筋经千年不衰的原因所在。

易筋经尤其适合老年人，长期习练，既可愉悦身心、强身健体、延年益寿，又可增强机体功能。儿童习练易筋经，可强健身体。青少年习练易筋经，有利于生长发育，使身体更加强壮有力。中年人习练易筋经，可缓解压力，舒畅情绪，消除疲劳，补充精力。病人适当习练易筋经，有助于提高体质，恢复健康。

（一）易筋经的功法要点

1. 静心松体，动作到位

内心平静愉悦，身体自然放松，只有这样，才算真正达到习练易筋经的基本要求。在习练易筋经时，不论是上肢还是腿部、躯干、脊背，都要充分屈伸、扭转，如此才有助于易筋经功效的发挥，才能更好地达到强身健体的效果。

2. 柔中带刚，动中有静

易筋经最明显的特点就是动作舒缓柔和，和谐连贯，犹如数千条小溪娓娓而集。此套功法刚柔并济，看似轻盈，实则充满力道；看似有力，却又绵绵如雨。此外，习练易筋经时必须保证全身上下都动起来，从而使运动更为协调，达到养生益寿的目的。

（二）易筋经的功效

1. 全方位运动，强筋健骨

肢体舒展是习练易筋经的基础，因而习练易筋经时，四肢、躯干、关节需要完全、彻底、充分地屈伸、扭转，从而牵拉机体各部位骨骼及关节，并且尽可能多角度、多方位地活动，争取使身体处于柔和而充满力道的"动"中。长期习练，可提高肌肉、肌腱、韧带的柔软性、灵活性，还可促进血液循环，促进机体新陈代谢，从而达到强健筋骨的目的。

2. 祛病疗疾，调整生理功能

现代医学证明，习练易筋经的益处较多，比如，可促进血液循环，改善内脏功能，延缓衰老，防治心血管疾病、呼吸系统疾病、消化系统疾病以及尿频尿急、头痛头晕、失眠多梦等病症。习练易筋经时，要求心情宁静，全身放松，保持良好的情绪，配合身体的扭转拉伸、手足推挽，既有利于调整躯体功能，也可达到预防疾病、延年益寿的目的。需要注意的是，易筋经运动量较大，动作难度较高，适宜体力充沛者习练。体质虚弱的人如果想练，谨记要量力而行，适时调整习练难度及习练时间等。

3. 平衡阴阳，畅通气血

《黄帝内经》有语："阴平阳秘，精神乃治；阴阳离决，精气乃绝。"大意就是，人体阴阳之气决定身体健康。习练易筋经，可增强人体真气的运行，使大脑和身体得到充分的放松休息，进而达到平衡全身阴阳、统一形神、协调全身的效果。中医认为："气为血之帅，血为气之母。"气是维持生命活动最基本的物质，可温养肌肤、抵御外邪，同时还参与脏腑的活动。血穿行于全身，起着营养和滋润全身的作用。而易筋经正是以中医经络走向和气血运行来指导气息的升降，可使关窍通利、气血流畅，从而改善气血运行，达到强身健体的目的。

（三）易筋经的基本动作

1. 基本手型

（1）握固：拇指抵掐无名指根，其余四指并拢捻定拇指。

（2）柳叶掌：五指伸直并拢。

（3）荷叶掌：五指伸直张开。

（4）龙爪：五指伸直分开，拇指、食指、无名指、小指内收与中指成 45°。

（5）虎爪：五指伸直分开，第一、第二指关节弯曲内扣。

2. 基本步型

（1）马步：两腿分开，脚间距离与肩宽，然后两腿屈膝，大腿略高于水平位。

（2）弓步：身体直立，一脚向前跨出一大步，使双腿之间保持一定的距离，然后前腿弯曲，直到大腿与地面近于平行，膝盖与脚尖相对，脚尖微内扣。后腿自然伸直，全脚掌着地，脚跟蹬地，脚尖微内扣。

（3）丁步：双脚分开，间距 10～20cm。双腿微屈膝半蹲，左脚脚跟提起，脚尖虚点地面，置于后脚足弓处，右脚全脚着地。如左脚脚尖提起，则为左丁步，反之为右丁步。

（四）易筋经习练指南

1. 习练准备

（1）准备轻柔舒缓的音乐，以利于引导入静，强化习练效果。

（2）穿宽松的练功服、平底舒服的运动鞋，忌紧身衣。

（3）习练前先做一些预热活动，比如压腿、踢腿等，尤其是在冬天，可防止过度牵拉而受伤。

（4）习练前要全身放松、闭目静心。

（5）根据自身情况，进行针对性的习练。比如，患有颈肩部疾病者，可以多习练韦驮献杵第一势、韦驮献杵第二势、韦驮献杵第三势、摘星换斗势及出爪亮翅势。但总体来说，还是以整套习练为宜。

2．时间宜忌

（1）饭前饭后45分钟内不宜习练。

（2）《易筋经》原文中记载"日行三次"，即每日早、中、晚三次。如果无法坚持每天习练三次，可以早、晚各练一次，一次练两遍，功效不减。

（3）冬日气温较低，应选择太阳出来后，即早上9点以后习练，此时温度有所上升，而且污染物较少。

3．身心宜忌

（1）情绪较为激动时不宜习练。

（2）烦躁郁闷时不宜习练。

（3）激烈运动后不宜习练。

（4）饱胀、饥渴、酗酒等情况下不宜习练。

（5）有失眠现象者睡前不宜习练。

（6）心血管疾病病人上午不宜习练，因为此时病人血压和体温较高。

4．刚柔宜忌

（1）身体放松，将全身力气"软化"，忌紧张僵硬。

（2）手臂回收时，松腕、沉肩、坠肘，忌随意散漫。

（3）动作定势时，宜加强肌肉的力量。

（4）忌用蛮力、硬力，尤其是患颈、肩、腰、腿疾病者，否则会使病情加重。

5. 要领宜忌

（1）忌浮躁、杂念，要内心平静，自然放松，做到意随形走、意气相随。

（2）刚柔配合，虚实协调。

（3）特定动作配合发音，比如"三盘落地势"中，身体下蹲、两掌下按时，口发"嗨"音。

（4）忌急于求成、强求动作完美，一定要结合自身实际情况习练。

易筋经十二势示意图见图1-4。

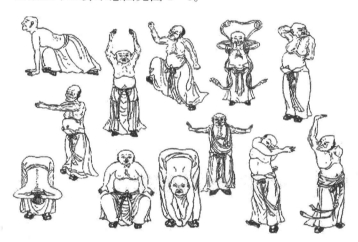

图1-4　易筋经十二势示意图

五、中医运动疗法与西医运动疗法的异同

西医运动疗法是指利用器械、病人自身力量或徒手，通过某些运动方式（主动运动或被动运动等），使病人全身或局部运动功能、感觉功能恢复的训练方法。它与中医运动疗法相比，既有相同之处，亦有差异。

（一）中医运动疗法与西医运动疗法的相同点

1. 积极主动参与治疗

中医运动疗法与西医运动疗法都要求病人主动自愿参加，通过积极主动锻炼促进病人心理功能和躯体功能的恢复。运动疗法带来的一系列对机体有利的影响，包括对精神、神经、体液的调节，是其他疗法所不能比拟的。

2. 兼顾局部与全身

中医运动疗法和西医运动疗法都是通过肌肉活动、关节活动达到锻炼局部及全身的目的，对机体器官也可产生积极作用，还可通过神经反射、体液调节来改善全身的功能状态，从而达到增强体质、促进功能恢复的目的。

（二）中医运动疗法与西医运动疗法的差异

1. 指导理念不相同

中医运动疗法以祖国医学理论指导康复身运动。无论是哪一种传统功法，都以中医的阴阳、脏腑、气血、经络等理论为基础，以养精、练气、调神为运动的基本要点，以动形为基本锻炼形式，用阴阳理论指导运动的虚、实、动、静，用开阖升降指导运动的屈伸、俯仰，用整体观念说明运动健身中形、神、气、血、表、里的协调统一。所以，中医运动疗法的每一招式，都与中医理论密切相关。

西医运动疗法主要以生理学、解剖学、遗传学等作为理论支撑，着重进行躯干、四肢的运动、感觉、平衡功能的训练，如关节功能训练、肌力训练、有氧训练、平衡训练、易化训练、移乘训练、步行训练等。

2. 协调统一方面不相同

中医运动疗法注重意守、调息和动形的协调统一，强调意念、呼吸和躯体运动的配合，即意守、调息、动形的统一。意守指意念专注，调息指呼吸调节，动形指形体运动，统一指三者协调配合。要达到形、神一致，意、气相随，形、气相感，使形体内外和谐、动静得宜，方能起到养生、健身的作用。而西医运动疗法注重肌肉与神经、关节与韧带等之间的协调统一，偏向于单纯的身体活动。

3. 运动形式不相同

西医运动疗法按力源和肌肉收缩形式可分为主动运动和被动运动。被动运动指无任何主动肌肉收缩，依靠外力辅助完成的身体活动，如借助康复运动器械、康复治疗师、病人家属或病人本身健康肢体带动患肢的自我被动运动。而中医运动疗法要求病人进行主动运动，运动功能障碍或脊髓神经受损的病人无法进行中医康复运动疗。

第二章　运动处方

第一节　运动处方的概念

运动处方是指由康复医师、康复治疗师或者体育教师、社会体育指导员等，根据病人或者体育健身者的年龄、性别、一般医学检查、康复医学检查、运动试验、身体素质或体适能测试等结果，按其年龄、性别、健康状况、身体素质以及心血管、运动器官的功能状况，结合主客观条件，用处方的形式制定适合病人或者体育健身者的运动内容、运动强度、运动时间及频率，并指出运动中的注意事项，以达到科学地、有计划地进行康复治疗或预防健身的目的。

第二节　运动处方的历程

20 世纪 50 年代，美国生理学家卡波维奇提出了运动处方的概念；1960 年，日本的猪饲道夫教授使用了"运动处方"这一术语；1969 年，世界卫生组织（WHO）使用了"运动处方"这一术语，该术语在国际上得到确认。

国内对于运动处方的应用较晚，最早是国家体育总局提出了"体医融合"的概念，时任国家体育总局运动医学研究所所长和国家体育医院院长的李国平教授将"体医融合"落实并全面推广。2020 年，作为中国奥委会首席医务官的李国平教授牵头成立了中华医学会中华运动康复教育学院，并任院长，成都中医药大学附属医院晋松教授被聘为首届常务委员。中华运动康复教育学院的成立不仅推动了国内运动康复的发展，还加强了运动康复专业后备人才的培养。

第三节　运动处方的特点

一、目的性强

运动处方有明确的远期目标和近期目标。运动处方的制定和实施都是围绕其目的进行的。

二、科学性强

运动处方的制定和实施是严格按照康复体育、临床医学、运动学等学科的要求进行的，有较强的科学性。按运动处方进行锻炼能在较短的时间内取得较明显的健身和康复效果。

三、针对性强

运动处方是根据每一位参加锻炼者的具体情况来制定和实施的，有很强的针对性，康复效果较好。

四、普及性强

运动处方简明易懂，容易被大众接受，收效快，是进行大众健身和康复的理想方法。

第四节　运动处方的原则

一、差异性原则

运动处方必须因人而异，切忌千篇一律。要根据每一位参加锻炼者的具体情况制定出符合个人身体客观条件及要求的运动处方。不同的疾病，运动处方不同；同一疾病在不同的病期，运动处方不同；同一个人在不同的功能状态下，运动处方也应有所不同。

二、有效性原则

运动处方应使参加锻炼者的功能状态有所改善。在制定运动处方时，要科学、合理地安排各项内容；要求按质、按量认真完成训练。

三、安全性原则

运动应保证在安全范围内进行，若超出安全范围，则可能发生危险。在制定和实施运动处方时，应严格遵循各项规定和要求，以确保安全。

四、全面性原则

运动处方应遵循全面性原则，在运动处方的制定和实施中，应注意维持人体生理和心理的平衡，以达到"全面身心健康"的目的。

第五节　运动处方的核心内容——FITTVP 原则

一、运动频率（Frequency）

体育锻炼需要系统和有规律地进行。频率表明一个人一个周期（如每周）锻炼的次数。一般来说，可以结合自身的日常生活规律来确定运动频率，通常每周至少应进行 3~5 次锻炼。

二、运动强度（Intensity）

运动强度是指有氧运动的程度，可以通过测量心率来测定。最常用的测定方式是测定靶心率。运动强度简易推算法如下：

（1）由 220 减去年龄，得到最大心率，然后取其 60%~85% 作为运动中的靶心率。

（2）直接用 180（或 170）减去年龄，作为运动中的靶心率。

（3）用运动后心率增加的百分比来推算运动强度。

$$心率增加百分比 = \frac{（运动后心率 - 运动前心率）}{运动前心率} \times 100\%$$

71% 以上为大运动强度，51%~70% 为中等强度，50% 以下为小强度。

（4）通过自我主观感觉来判断自己的运动强度、运动量。

三、运动时间（Time）

一般来说，锻炼者每次持续运动的时间为 30~60 分钟。

四、运动方式（Type）

运动方式包括有氧运动、无氧运动、等长收缩运动、等速运动，以及力量训练、耐力训练、灵敏反应训练等。一般根据个人的特点选择适合的运动方式。

五、运动总量（Volume）

运动总量是指一个周期内运动量的总和，根据每次运动时间，一般来说，运动总量应为每周 150~300 分钟。

六、运动进程（Progression）

运动进程是根据病人情况不断变化的，是一个阶段性的过程。运动进程包括适应期、提高期与稳定期三个阶段。

第三章　杵针疗法

第一节　杵针疗法的起源

杵针疗法，是李氏家族入川始祖李尔绯老太祖公少年时师从如幻真人学到的。如幻真人是武当山岩居道士，他精武艺、善引导，修炼之暇，常以杵针为穷苦山民治病。

李氏祖籍湖北麻城县（今麻城市）孝感乡，从尔绯老太公算起，在四川已经传承了17代。现有文字记载的第12代是李春庭公，春庭公亦为天彭名医，自幼习医，传承了家传之杵针疗法，常奔走于乡间为民疗疾，医馆病人遍布天府之地，为后来杵针的继续传承奠定了坚实的医学基础。春庭公后，第13代传人李文焕公继承家学，熟读中医典籍亦习西学，后声名斐然，受聘于熊克武军团任军医，由于治病既用中医又用西医，所以备受官兵的尊重喜爱。后四川军阀混战，乡里民不聊生，文焕公无意于仕途，一心牵挂乡邻，遂辞职回乡，专心培养族人。

李仲愚老先生是为第14代传人。

李氏1920年2月21日生于四川省彭县（今彭州市）九尺乡仁凤里。彭县古称彭州，属蜀中天府，人杰地灵，名医辈出，尤以晚清中西医汇通医家唐容川先生为显，名扬神州。李氏先祖父春庭公喜儒、佛、道之学，尤喜幽静，受其表兄海慧禅师的影响，皈依佛祖，成为当地威望很高的居士。李氏受春庭公谆谆教海，5 岁时入当地私塾就读，攻儒术，先后从师于当地名儒唐寿山先生、秦小詹先生及盛名蜀中的经学家秦育贤先生。因李氏勤奋好学，聪颖伶俐，深得诸师喜爱，众人称赞。

李氏 13 岁时初入医门，即拜堂叔、晚清秀才李培生先生研读岐黄，先生亲授《黄帝内经》《难经》《伤寒杂病论》《针灸甲乙经》等经典医籍，并要求熟读《珍珠囊药性赋》《神农本草经》等医药著作。在李氏熟读背诵的基础上，李培生先生授其奥秘，李氏深得真传，后又从师于天彭名医刘国南先生及刘锐仁先生研读历代名医专著，对金元张从正、刘完素、朱震亨、李杲四大家的名著，明代张景岳的《类经》、杨继洲的《针灸大成》，清代叶天士、吴鞠通、王孟英、薛雪温病四大家的名著均熟读深研，并开始随师临床应诊。李氏 17 岁时即悬壶于该县医馆，其间，对凡有一技之长的医药者，皆以师礼相待，在深研儒、佛、道、医诸家理论时，皆扬其长而弃其短。除了药物治病，他尤善用针灸治病，最喜用长针疗瘫起痹，故当地有"李长针"之称。

李氏 19 岁（1939 年）时获民国四川省政府注册的中医师资格，次年，经刘锐仁先生举荐入成都国医学院学习深造。李氏结合临床实践探索伤寒学术理论，认为《伤寒杂病论》成书年代久远，错简传讹之处在所难免。如《伤寒杂病论》中第 63 条麻杏石甘汤的适应证，原文为"汗出而喘、无大热者"。但验之于临床，多见汗出而喘，身大热者才是麻杏石甘汤的适应证。又如厥阴病提纲（第 326 条）及其用药都非乌梅丸之证，乌梅丸（第 328 条）临床上用于胆道蛔虫最宜，而厥热胜复之寒厥和热厥则应以四逆汤或白虎汤、承气汤之类以回阳救逆或清气通腑，才是对症。李氏注重临床实践与理论相结合，师古而不泥古，深得同仁钦佩。

1945 年抗日战争结束，成都地区流行霍乱，李氏故乡及邻县乡村疫情严重，病者延门阖户，死者甚多。李氏根据霍乱发病特点，将其分为阴霍乱、阳霍乱及阴阳相兼三种证型（又叫热霍乱、寒霍乱及寒热相兼霍乱），分别以理苓汤或附子理中汤治疗阴霍乱，四苓汤加扁豆、木瓜、石膏治疗阳霍乱，胃苓汤或太乙神术散治疗阴阳霍乱。凡霍乱泻下暴注不止或有阴竭阳脱之征者，配以灸法以回阳固脱，生津止泻。方法是以食盐末填满肚脐（神阙穴）上以艾炷灸至七壮。每壮艾炷将要燃尽时覆小杯于上，使热力内透；或以药艾条悬灸半小时；也可同肉桂、公丁香、吴茱萸、胡椒、干姜、附子、冰片等共研为末，少许填于脐中，上盖以食盐灸之。

中华人民共和国成立后，李氏任彭县卫生工作者协会主任、彭县人民委员会委员，积极组织个体中医联合办诊所，开展中医诊疗活动。1952 年，调温江地区医生进修班学习西医。

1956 年春，李氏调成都中医进修学校（成都中医药大学前身）从事中医、针灸教学和临床工作。"文化大革命"时期，李氏虽身受迫害，但仍坚持临床应诊，诊余还潜心研究《周易》及各家医论，并先后到西昌、甘孜等地抢救病人，进行科学研究。

1978 年与 1979 年，李氏因公出差，先后两次遇车祸，幸免于难，但造成严重的脑外伤后遗症，继发糖尿病，感染肺结核，住院治疗一年，病情好转，但时有昏倒、抽搐发生，因早年深得海慧禅师的内养功法真传，遂练内养功半年，身体逐渐康复，并一直坚持临床应诊、会诊、科研、出国讲学、带徒等工作，直至2003 年过世。

1981 年，李氏在多年的针灸临床工作中，发现一些老弱妇孺本应该用针灸治疗，却因畏针而失去了治疗机会。李氏将祖传的指针疗法应用于临床。该疗法以指代针，病人不觉痛苦，但指针疗法必须要有一定的气功功夫和指力才能达到治疗的效果。李氏自练嘘字气功，功底敦厚，指力能直达腧穴深部。李氏在这方面确实已进入高深的境界。指针疗法对头部及五官疾病，如头痛、眼疾、耳鸣耳聋等治疗效果较好。20 世纪 80 年代，卫生部批准成都中医药大学附属医院成立针灸指针研究室，以推广李氏的指针疗法。

在振兴中医事业的大好形势下，李氏在年过花甲，身患慢性病的情况下，为使自己 60 多年的临床诊疗经验不致失传，能广泛地应用于临床，为病人解除痛苦，在卫生部的关怀下，在医院领导和上级主管部门的大力支持下，亲自组建了针灸指针研究室，承担了国家和省级多项中医药科研课题，开展了对李氏诊治经验的整理和临床研究。1986 年，国家"七五"重点攻关项目"李仲愚杵针疗法研究"中标，这是李氏家族 14 代的治病绝招，李氏无私地奉献出来，并口述讲解，亲自操作示范，指导临床研究。1989 年，这项研究获四川省科技进步二等奖。

李氏工作兢兢业业，生活俭朴，不为名利，行医几十年如一日，医德高尚，不分贵贱，对病人和蔼可亲；对经济困难的病人解囊相助，上门诊病，帮助购买药品；对特殊的危重疑难病人，施用多种治疗措施；经常放弃休息时间为病人煎药，做药丸、药贴、药膏等，使病人能得到及时治疗；对书信求医者，都一一回信，寄上药方，解答病人提出的各种医疗问题，一心为病人，急病人之所急。李氏于 1990 年荣获四川省自然科学界精神文明标兵的光荣称号。

改革开放后，每年有数批外籍（美国、英国、法国、德国、以色列、日本、新加坡、加拿大）及中国港澳台地区的学员跟随李氏学习中医、针灸、杵针、气功、易经理论及进行临床实习。1993 年，李氏应德国针灸学会邀请，到德国讲学中医、针灸、杵针等，很受欢迎。

李氏对医疗技术精益求精，态度谦恭，不故步自封，无门户之见。在繁忙的诊务和科研工作之外，李氏还秉笔疾书，总结经验，出版专著，传授知识，并有多篇论文发表在各类报纸杂志上。1991年，李氏被授予国务院第一批有特殊贡献的专家称号，享受政府津贴。

第15代传承人钟枢才、李淑仁、赵文、邓又新等全面继承李老的学术思想，为杵针流派奠定了基础。第16代传承人钟磊、晋松、张小彦、韩海军、郑有佰、陈廷辉等依托成都中医药大学附属医院建立四川李氏杵针流派传承工作室，不断拓展杵针在临床上各个领域的应用范围。第17代传承人董远蔚、陈日高、冯大刚、吕品、王鑫灵、杨斐、唐国盛、李杨、何文钦、Sissi Ruoxi Pan、查宇亮、罗丹青、郭鸿、邓建伟、高秀花等在第15代、第16代传承人的培养下已逐渐能够在临床上独当一面，并在更宽广的领域推广杵针治疗这一临床适宜技术。

杵针疗法的特点是其辨证思想与中医学理论相同。其不同之处：①不用药物，但也不排除用药。②虽属针灸疗法，但不用金针、砭石刺入穴下，故无破皮伤肌之苦，无创痕感染之忧。病人易于接受，妇孺皆无惧怯，故较易于推广。③取穴精当，以原络、俞募、河车、八阵之穴为主，天应为导，易于学习掌握。杵针疗法为中医治疗学开拓了新的领域，尤其为中老年强身保健提供了极有益的方法。

"四川李氏杵针流派传承工作室"为国家中医药管理局于2012年遴选的全国首批64家中医学术流派传承工作室建设项目之一。在国家中医药管理局、四川省中医药管理局、国家中医药管理局中医学术流派传承推广基地（广州）的领导下，其受到成都中医药大学附属医院的高度重视，通过工作室全体人员的共同努力，在梳理传承脉络、完善学术思想、提炼诊疗技术、挖掘流派文化、建设传承平台、培养多样化人才、建设示范特色门诊、开发特色制剂、推广诊疗技术、建设流派网站等多个方面进行有序建设。在成都中医药大学附属医院康复科带领下，各项建设工作进展顺利，并取得了阶段性成果。

2021 年 6 月 10 日，第五批国家级非物质文化遗产代表性项目正式公布，四川省 14 个项目成功入选。值得一提的是，备受百姓喜爱、给广大人民群众带来切身利益的杵针疗法，是四川省唯一"中医诊疗法"项目。杵针疗法的传承创新，推动了临床运用具有中医药传统特色的、无创的杵针疗法，以及四川省中医药事业的发展，扩大了中医药在传承创新中的作用和优势。

这一适宜技术具有科学实用价值。杵针疗法极大地减轻了基层病人的经济负担，因此具有显著的经济效益及社会价值。

第二节　杵针疗法的操作手法

一、杵针工具

杵针源于指针，故杵针亦可说是指针的一种显像与表达。杵针是在医家内力不具、指力不能透达脏腑的一种选择，亦是救生护生的一种方便。由于这种方便，杵针治疗的工具就显得很重要。杵针是一种特制的工具，通过一定的手法，刺激人体体表腧穴，但针具不刺入人体肌肤，作用于经络、脏腑，调和阴阳，扶正祛邪，疏通经络，行气活血，从而达到治病强身、康复保健的目的。

杵针是李氏继承家传，长期在临床上实践而发展起来的，广泛运用于治疗疾病、康复和强身保健。治疗工具曾以牛角、檀木、玉石、银等作为基本材料，后李仲愚先生提倡以铜为基本材料，确定了"一套四件"杵针工具的标准，奠定了向社会推广的基础。

（一）杵针的构造

杵针用牛角、优质硬木、玉石、金属等材料制作而成。杵针的结构可分为 3 个部分（图 3-1）。

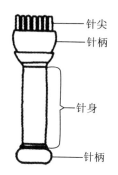

针尖
针柄
针身
针柄

图 3-1　杵针结构示意图

（1）针身：医者手持处称为针身。

（2）针柄：杵针两头固定针尖的部位称为针柄。

（3）针尖：杵针的尖端部分称为针尖，是杵针直接接触腧穴的部分。

（二）杵针的规格

杵针因临床操作手法和作用不同而名称各异（图 3-2）。

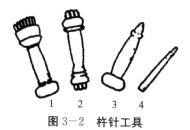

1　2　3　4

图 3-2　杵针工具

注：1 是七曜混元杵，2 是五星三台杵，3 是金刚杵，4 是奎星笔。

1. 七曜混元杵

长 10.5cm，一头为圆弧形，多作运转手法用，另一头为平行的 7 个钝爪，多作分理手法用。

2. 五星三台杵

长 11.5cm，一头有三脚并排，另一头为梅花形五脚，多作点叩、升降、开阖或运转手法用。

3. 金刚杵

长 10.5cm，一头为圆弧形，另一头为钝锥形，多作点叩、升降、开阖手法用。

4. 奎星笔

长 8cm，一头为椭圆形，另一头为钝锥形，多作点叩、升降、开阖手法用。

二、杵针治疗前的准备

（一）杵针针具的选择

杵针针具，以杵针无缺损，针尖无松动，针身、针柄和针尖光滑圆整，各类杵针的规格齐全者为佳。在临床使用时，还应根据病人的性别、年龄、形体的肥瘦、体质的强弱、病情的虚实、施治的部位、操作手法，选择相应的针具。《灵枢·官针》篇说："九针之宜，各有所为，长短大小，各有所施也。"杵针治病，也不例外。如面积大的河车路穴位，可选用七曜混元杵或五星三台杵做运转、分理手法治疗；人中、内关、至阴、少商等面积较小的穴位，可选用金刚杵或奎星笔做点叩、升降、开阖手法治疗。

（二）体位的选择

对病人施术时，应以施术者能取穴准确、操作方便，病人肢体舒适并能较长时间接受杵针治疗为原则。杵针治疗取穴体位主要有以下几种。

（1）仰卧位：适用于取头、面、胸、腹部的穴位和上、下肢部位的部分穴位，如上星、人中、膻中、关元，胸腹部的河车路天膻段、膻阙段，以及内关、足三里等穴位。

（2）侧卧位：适宜取身体侧面的少阳经穴位和上、下肢部分的穴位，如肩髎、环跳、日月、期门、风市、丰隆等穴位。

（3）俯卧位：适宜取头、项、脊背、腰尻部腧穴和下肢背侧及上肢部分的穴位，如百会、风池、风府，背部的河车路椎至段、阳命段、神道八阵、命门八阵，承扶、委中、承山等穴位。

（4）仰靠坐位：适宜取头面部、颜面和颈前等部位的穴位，如上星、印堂、人中、天突、眼八廓等穴位。

（5）俯伏坐位：适宜取后头和项、背部的穴位，如风池、风府、大椎八阵、身柱八阵等穴位。

（6）侧伏坐位：适宜取头部的一侧、面颊及耳前后部位的穴位，如太阳、翳风、耳八廓等穴位。

在临床治疗时，除上述常用体位外，对某些腧穴则应根据具体要求采取不同的体位。同时也应注意，若能用一种体位取处方所选腧穴，就不应采用两种或两种以上的体位。应根据病人体质、病情等具体情况灵活处理。

（三）消毒

杵针治疗的针具只在腧穴的皮肤上进行点叩、升降、开阖、运转、分理等，不刺入皮肤、肌肉，故针具、腧穴部位和医者手指一般不必进行严格消毒。但是由于现代医疗的无菌意识增强，在进行杵针治疗前需用酒精对工具及施术部位进行消毒。

三、杵针治疗的手法

（一）持杵和行杵

一般以医者右手持杵针，称为刺手，左手辅助治疗，称为押手。刺手的作用是执持杵针，直接在病人腧穴上施杵。押手的作用是固定腧穴，辅助刺手施杵。

1. 持杵方法

(1) 执笔法（图 3-3）：以医者右手食指、中指及拇指持杵身，下端针柄靠在无名指上，或用拇指、食指持针身，中指靠贴杵柄，如执笔一样。此法适用于头面、胸腹及四肢肌肉浅薄部位的穴位治疗。

(2) 直握法（图 3-4）：医者以右手拇指和其余四指相对握住杵身，如握拳。此法适用于腰、背、骶及四肢肌肉丰厚部位的穴位治疗。

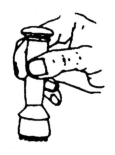 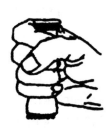

图 3-3　执笔法　　　　　图 3-4　直握法

2. 行杵方法

(1) 寻按行杵法：医者以左手拇、食二指寻按腧穴部位，右手循左手寻按部位行杵。此法适用于七曜混元杵或五星三台杵行分理、运转手法的腧穴，如八阵穴、河车路等。

(2) 指压行杵法：医者以左手拇指前端寻按在腧穴旁边，右手持杵针紧靠左手拇指行杵。此法适用于奎星笔点叩的腧穴，如上星、人中等。

（二）行杵的高度、角度、轻重、徐疾

在杵针操作中，正确掌握杵针施术的高度、角度、轻重、徐疾，对提高杵针治疗效果、防止挫伤皮肤及肢体有重要意义。临床上同一腧穴，由于杵针的高度、角度、轻重、徐疾不同，杵针透达体内的针感亦有差异，并直接影响到杵针治疗的效果。

1. 行杵的高度

行杵的高度即杵尖与治疗部位体表皮肤间的距离。临床上视杵针器具的制作材料和施术手法、施术部位以及病人体质而定。若杵针工具质地重，病人瘦弱，施术部位面积较小，则行杵的高度稍低一些；若杵针工具质地轻，病人肥胖，施术部位面积较大，则行杵的高度稍高一些。总之，以病人在行杵时感到舒适为度。

2. 行杵的角度

行杵的角度，指在行杵时杵针针具与行杵部位皮肤表面形成的夹角。它是根据腧穴所在的位置和医者行杵时要达到的治疗目的而定的。一般有直杵、斜杵、旋转杵3种习用角度。

（1）直杵：杵身与治疗部位皮肤表面成90°，垂直行杵。此法适用于人体的大部分腧穴，也是临床上最常用的一种行杵方法。

（2）斜杵：杵身与治疗部位皮肤表面成30°～45°角，倾斜行杵。此法适用于指掌、耳廓等部位的腧穴。

（3）旋转杵：杵身与治疗部位皮肤表面成90°角，旋转行杵，即顺时针或逆时针旋转。此法常用于杵针运转手法，对腧穴面积较大的部位进行操作治疗，如八阵穴、河车路等。

3. 行杵的轻重

行杵的轻重应根据制作杵针工具的材料质地、施术部位和病人体质而定。杵针工具质地轻，病人肥胖，施术部位肌肉丰厚，行杵较重；杵针工具质地重，病人瘦弱，施术部位肌肉瘦薄，行杵较轻。行杵轻重的标准：①轻，病人有杵针治疗感觉，但不感到刺激偏重而产生不适；②重，病人能耐受行杵时的最大刺激，但无疼痛不适感。

4. 行杵的徐疾

行杵的徐疾应根据病人的体质、施术部位、病情虚实等而定。

徐：一呼一吸行杵 4 次左右，即每分钟 60~80 次。

疾：一呼一吸行杵 6 次左右，即每分钟 90~120 次。

临床行杵时的高度、角度、轻重、徐疾还应根据病人体质、形态、年龄、施术部位、病情虚实等情况综合而定。老年、年幼、体弱、久病气虚者，宜轻、疾、浅杵；青壮年、体健、正盛邪微、新感气实者，宜重、徐、深杵。羸瘦之体宜轻浅行杵，肥厚之躯可深重行杵。头、胸、腹部位腧穴宜轻杵，背、骶、臀部位腧穴可重杵。虚证轻快行杵，实证重缓行杵。

（三）行杵与得气

杵针治疗中，为使病人产生杵针刺激感应而使用一定的手法，称为行杵。杵针刺激部位产生的经气感应，称为得气，或称杵针感应。病人出现杵针感应后，除具有与针刺治疗类似的酸、麻、胀、重等针感外，还会出现刺激部位皮肤潮红和局部温热感觉以及病人特有的全身轻松、舒适、愉悦的感觉。

得气与否以及气至的迟速，不仅直接关系到杵针治疗的效果，而且可以用于预测预后。《黄帝内经·灵枢·九针十二原》说："刺之而气不至，无问其数，刺之而气至，乃去之……刺之要，气至而有效。"这充分说明了得气的重要意义。临床上一般是得气迅速时，疗效较好；得气较慢时，疗效则较差；若不得气，就可能无治疗效果。《金针赋》也说："气速效速，气迟效迟。"临床上有因素体阳虚，或气血不足，或气滞血瘀，肌肤甲错者，或久病正虚，身体瘦弱者，导致经气不足或滞涩，致使行杵后"气不至"而不易得气的情况，可酌情调节行杵的轻重徐疾，延长治疗时间，以促进经气来复。个别病人在针刺治疗三五日内针感不明显，但随着疗程的延长，针感亦渐渐增强。《黄帝内经·灵枢·官能》说："针所不为，灸之所宜。"必要时也可行杵前或后在腧穴上辅加艾灸以助益经气。

（四）杵针操作的基本手法

李氏杵针操作手法，集针砭、按摩之长，承导引之术，融九宫河洛之法，具有手法简便、易于操作的特点。常用的杵针操作手法有以下几种：

1. 点叩手法

行杵时，杵尖向施术部位反复点叩（叩击），如雀啄食。点叩（叩击）频率快，压力小，触及浅者，刺激就小；点叩（叩击）频率慢，压力大，触及深者，刺激就大。以叩至皮肤潮红为度。此法宜于用金刚杵或奎星笔在面积较小的腧穴上施术，如人中、少商、商阳等。

2. 升降手法

行杵时，杵针针尖接触施杵腧穴处皮肤，然后一上一下地上推下退，上推为升，下退为降，推者气血向上，退者气血向下。此法宜于用金刚杵或奎星笔在面积稍大的腧穴上施术，如环跳、风市、足三里等。

3. 开阖手法

行杵时，杵针针尖接触施杵腧穴处皮肤，然后医者逐渐贯力达于杵针针尖，向下进杵，则为开，进杵程度以病人能忍受为度，达到使气血向四周分散的目的，随后医者慢慢将杵针向上提，但杵针针尖不能离开施术腧穴的皮肤，此为阖，能达到气血还原的目的。此法宜于用金刚杵或奎星笔在面积较小的腧穴上施术，如翳风、人中、隐白等。

4. 运转手法

行杵时，七曜混元杵与五星三台杵的杵针针尖，或金刚杵（或奎星笔）的杵柄紧贴施术腧穴处皮肤，做从内向外，再从外向内（太极运转），或顺时针、逆时针（左右运转）方向的环形运转。临床上施术腧穴部位不同，运转手法亦不同。八阵穴多做太极运转，河车路多做上下或左右运转，一般腧穴多做左右运转。

5．分理手法

行杵时，针柄或针尖紧贴施术腧穴处皮肤，做左右分推、上下梳理，则为分理。该法又称分筋理气法，一般多用于八阵穴和河车路穴位以及面积较大的腧穴，以分理至皮肤潮红为度。

（五）杵针补泻手法

杵针补泻手法，以补虚泻实、祛邪扶正、调理气机、平衡阴阳、防病治病为目的，与针刺补泻有异曲同工之妙。杵针补泻手法如下：

1．升降补泻法

补法：杵针针尖点压腧穴后，向上推动则为补。

泻法：杵针针尖点压腧穴后，向下推动则为泻。

2．开阖补泻法

补法：杵针针尖点压腧穴上，由浅入深，渐进用力，向下进杵，渐退出杵，则为补法。

泻法：杵针针尖点压腧穴上，由深渐浅，迅速减力，向上提杵，则为泻法。

3．迎随补泻法

补法：顺经络气血循行或河车路气血循行、太极运行方向行杵者，则为补法。

泻法：逆经络气血循行或河车路气血循行、太极运行方向行杵者，则为泻法。

4．轻重补泻法

补法：轻浅行杵，则为补法。

泻法：重深行杵，则为泻法。

5. 徐疾补泻法

补法：快而轻的手法，则为补法。

泻法：重而慢的手法，则为泻法。

6. 平补平泻法

行杵轻重快慢适中或迎随、升降、开阖均匀者，为平补平泻法。

杵针补泻手法可以单独运用，也可结合运用。若补之，宜轻而快行杵；若泻之，可重而慢行杵。余如升降、开阖、迎随亦"调气之方，必在阴阳也"（《难经·七十二难》）。"补泻无过其度。"（《黄帝内经·灵枢·五禁》）然久泻之中潜有补济之气；久补之内，寄于泻夺之机，变也。故开中有阖，升中有降。

（六）杵针治疗时间

杵针治疗时间一般为 30 分钟。对一些特殊病症，如急、慢性痛证，痿证，痹证等，可以适当延长杵针治疗时间。

（七）杵针治疗注意事项

杵针治疗一般是用杵针器具在经脉腧穴的皮肤上做不同的手法治疗，不刺入皮肤、肌肉，以达到调理气血、疏通经络、扶正祛邪的目的。因此，无针刺治疗之晕针、滞针、弯针、断针及刺伤内脏、血肿、气胸等异常情况发生。但在临床施行杵针治疗时要注意以下事项：

（1）病人过于饥饿、疲劳，不宜立即进行杵针治疗。

（2）治疗前向病人出示杵针工具，说明杵针治疗无痛、无创伤，以消除病人的精神紧张。然后选择好治疗姿势和治疗腧穴，开始杵针治疗。总之，以病人神情安静、肌肉松弛、体位舒适为宜。

（3）医者应静心息虑："持针之道，坚者为宝。"（《黄帝内经·灵枢·九针十二原》）行杵时医者应留神行杵，使杵力均匀，行杵有度。

（4）妇人怀孕 3 个月以上者，腹、腰、骶部位禁行杵针治疗。

（5）小儿囟门未合者禁行杵针治疗。

（6）皮肤有感染、疮疖、溃疡、瘢痕或有肿瘤的部位禁行杵针治疗。

（7）杵针治疗时要防止损伤肌肤，挫伤脏器。行杵时用力不宜过重，以免挫伤肝、脾、肺、肾、髓海等。在行杵时，可根据病人的杵针感应，及时调节行杵的轻重徐疾。

（8）乳根、食窦，以及头面部诸穴，均不宜用杵针重刺，对头面及四肢末端面积较小的腧穴，只宜用奎星笔（或金刚杵）做点叩、开阖手法，一般不做运转、分理手法。

（9）杵针手法过重，引起局部皮肤青紫，一般不必处理，其可以自行消退。

四、杵针手法的练习

杵针虽然具有操作简便的特点，但医者无一定的指力、腕力、肘力和臂力，就难以提供杵针治疗需要的轻重徐疾刺激，起不到补泻的治疗作用。具备一定的指力、腕力、肘力、臂力是正确进行各种杵针手法操作、提高临床疗效的基本条件。因此，初学杵针疗法者进行杵针练习是锻炼指力、腕力、肘力、臂力的过程，也是熟悉杵针治疗手法的过程。

杵针手法的练习：可以先用七曜混元杵或五星三台杵，选一长 25cm、宽 15cm、厚 5cm 的布垫或纸簿（或一本厚书）放在一平桌上，做点叩、分理、运转的手法练习。也可用金刚杵（或奎星笔）做点叩、升降、开阖的手法练习。

为了准确掌握杵针疗法的操作，体验不同杵针手法的各种感觉，还可自身试杵，或杵针学习者之间互相试杵，熟悉杵针手法和治疗部位，提高杵针治疗效果。

五、杵针心法

（一）临症须凝神静气

临症须凝神静气。凝神即精神专注，静气指除去杂念。从生理而言，使气机不乱，而得专注之功；从精神而言，除去烦恼，减少杂念，调正心态，提高心识能力，而得松静之用。

（二）施治必以意领气

对医家而言，应按杵针的施治要求，坚持习练内养功夫和桩功。医家可以意领气，透过指端或杵身治疗病灶。病人面色无论青、黄、黑、白、红而光亮者，多属实热证，医家可透过指端或杵身治疗病灶。但凡医家内功得力，病人身心多有很直接的感应，收效自然就好。

（三）救人当医患感通

医家一是须向病人讲明凝神静气的原理；二是须说明观想病灶的方法和以意领气、心至气随的道理，让病人精神集中在医家施治的部位上。医家用哪个穴位或哪经、哪个脏腑的分野部位时，病人的意念都要随医家的施治部位而转动并专注，严禁聊天或开玩笑。南朝时期陶弘景在其《真诰》中指出，施行针灸时还须让病人存视内思。这实际上是让病人精神专注和躯体放松，从而调动体内精、气、神的力量，以提高治疗效果。

同样的杵针工具，选同样的穴位，或效或不效，或效果大不相同，除去医患配合的因素，在很大程度上取决于医家的技法。戒、定、慧三学，由戒生定，由定发慧，美在其中而畅于四肢，发于事业。从这个意义上说，真正掌握与运用杵针心法的过程，既是术的积累与增长的过程，亦是医家对人生道路的探索过程。这是李仲愚先生杵针治疗心法给我们的启示。

六、杵针治疗纲要

疾病的发生发展、临床证候表现虽然错综复杂，但究其原因则不外脏腑、经络功能失调。杵针治疗就是根据脏腑、经络学说，运用四诊诊察病情，进行八纲辨证，将临床上各种不同证候进行分析归纳，以明确疾病的病因病机、疾病所在的部位（在脏在腑、在表在里）、疾病的性质（属热属寒、属虚属实）以及病情的标本缓急，然后根据辨证，进行相应的配穴处方，依方施杵，或补或泻，以通经络、调气血，使阴阳归于相对平衡。

（一）辨证论治

《黄帝内经·灵枢·九针十二原》说："凡将用针，必先诊脉，视气之剧易，乃可以治也。"《针方大集》也说："善针者，亦必察病人的形气色脉而后下针。"临床上在用杵针治病时，认识和处理疾病的方法与其他各科基本相同，也是辨证论治。辨证论治，即是在中医脏腑、经络理论指导下，运用四诊方法，探求各种疾病的病因病机、临床表现、证候体征，并应用八纲加以归纳，以明确疾病的阴阳属性、部位深浅、寒热性质、正邪盛衰、在表在里、在经在络、在脏在腑、属阴属阳，经过科学的分析综合，做出正确的判断，为防治疾病提供可靠的依据。杵针在临床上只有通过辨证论治（理、法、方、穴、术），才能正确处理疾病，提高治疗效果。

（二）脏腑经络辨证

人体的一切生理活动都离不开脏腑、经络，在临床上表现的一切证候，也不外乎脏腑、经络的病理反映。各个脏腑、经络的生理功能不同，其所反映的病理变化、临床证候亦不同。因此，临床上掌握了脏腑、经络的发病规律和特殊表现，就易于找出病因、病机和发病的具体部位，以便做出正确的诊断和治疗。《黄帝内经·素问·调经论》说："五脏之道，皆出于经隧，以行血气，血气不和，百病乃变化而生，是故守经隧焉。"这说明医者辨证论治，必须以脏腑、经络理论为指导，尤其是对于杵针疗法，掌握脏腑、经络辨证机理，对其治疗有重要意义。现将脏腑、经络的主要发病机理与治疗原则，以及分脏腑经络取穴等，简要介绍如下。

1. 肺与大肠

（1）肺：肺居于胸中，开窍于鼻，司呼吸，主一身之气，外合皮毛。上与喉鼻相通，其脉与大肠联络而互为表里。肺为娇脏，不耐寒热，所以当外邪由口鼻或皮毛而入侵，每先犯肺，而致肺的宣发肃降功能失调，导致疾病。若外感风寒，肺卫失宣，则多见恶寒发热，头痛，骨节酸痛，无汗，鼻塞，流清涕，咳嗽而痰涎稀薄，舌苔薄白，脉浮紧等，治当取肺相应的八阵穴和河车路穴，身柱八阵，河车路椎至段，配以手太阴肺经和手阳明大肠经的腧穴，杵针用泻法。若邪热蕴肺或风寒化热，其症多见咳嗽，气息喘促，痰多稠黄，胸闷，胸痛，身热口渴，或致鼻渊，鼻衄，喉痹，舌干质红而苔黄，脉数等，治宜取肺相应的八阵穴和河车路穴，身柱八阵，河车路椎至段，配手太阴肺经和手阳明大肠经的腧穴，杵针用泻法。若湿痰内阻，痰浊壅肺，则可见咳嗽气喘，喉中痰鸣，痰稠而量多，胸胁支满疼痛，倚息不得安卧，舌苔白腻或黄厚，脉多见滑或滑数，治宜取肺相应的八阵穴和河车路穴，配以手太阴肺经、足太阴脾经和足阳明胃经的腧穴，杵针用泻法。若邪热伤及肺阴，症见咳嗽，咽干，痰中带血，潮热，盗汗，舌质红而少苔，脉多细数等，治宜取肺相应的八阵穴和河车路穴，身柱八阵，河车路椎至段，配以手太阴肺经和足少阴肾经的腧穴，杵针用补法或平补平泻法。若肺气亏虚，则见咳嗽气短，痰液清稀，形寒自汗，倦怠懒言，面色㿠白，舌质淡而苔白，脉象虚弱，治宜取肺相应的八阵穴和河车路穴，身柱八阵，河车路椎至段，配以手太阴肺经和足太阴脾经的腧穴，杵针用补法，或配合灸法。若风寒湿邪袭及经络，则可见其经脉循行部位发生酸楚疼痛，或现拘急，或痿软麻木不仁、肩臂痛等，治宜取局部的八阵穴，配以手太阴肺经腧穴，杵针用平补平泻手法。若属热邪上冲，可致鼻衄、喉痹、缺盆中痛等，治宜取河车路脑椎段，杵针用泻法。

（2）大肠：大肠居腹腔内，其经脉络肺而互为表里，为传导之官，主要功能是吸收水分和传送食物糟粕，使其变化为粪便排出体外，若大肠传导变化功能失常，即可导致疾病。若寒邪外侵或内伤生冷，其症多见腹胀肠鸣，大便泄泻，舌苔白腻，脉多沉迟，治宜取大肠相应的腰阳关八阵穴和河车路命强段，并配以手阳明大肠经的募穴，杵针用平补平泻法。若热邪袭于大肠，其症多见大便臭秽，肛门热痛，或便下鲜血，或痢下赤白。若热郁大肠而致痈肿，则见腹痛拒按，而右足屈而不伸，舌苔多黄燥，脉象滑数，治宜取命门八阵穴和腰阳关八阵穴，河车路命强段，并配以手足阳明经腧穴及任督脉腧穴，杵针用泻法。若久泻不止或泻痢久延，而致大便失禁，或肛门滑脱，舌淡苔薄，脉象细弱，治宜取命门八阵和腰阳关八阵穴，河车路命强段，并配以足阳明胃经和手阳明大肠经的募穴、下合穴等，杵针用补法，并可加灸法。若积滞内停，邪壅大肠，其症多见大便秘结，腹痛拒按，或下痢不爽，里急后重，舌苔黄腻，脉象沉实或弦数，治宜取命门八阵穴和腰阳关八阵，河车路命强段，并配以手足阳明经腧穴，杵针用泻法。若风寒痹阻经络，其经脉循行部位可见酸楚，疼痛，痿痹不用，麻木不举，治宜取病变部位的八阵穴，并配以本经腧穴，杵针用平补平泻法，并可加悬灸。若热邪随经上逆，则可见头痛，目黄，齿痛，颊肿，鼻衄，咽喉肿痛，口臭，舌苔黄，脉多弦数，治宜取病变局部的八阵穴，并配以手足阳明经的腧穴，杵针多用泻法。

2. 脾与胃

（1）脾：脾与胃同居腹中，脾经与胃经联络而互为表里，在体为肉，开窍于口。脾与胃对饮食有受纳、腐熟、消化、吸收及输布精微的功能，为气血生化之源。五脏六腑，四肢百骸皆赖其养，故为后天之本。脾主运化，以上升为顺，胃主受纳，以下降为顺，二者共同发挥升清降浊的功能。若脾气受损，运化失常，则呕吐，腹胀，便溏，面色无华，体倦乏力，少气懒言，甚则四肢不温，足跗水肿，完谷不化，舌淡苔白，脉象濡弱等，治宜取至阳八阵和脊中八阵，河车路阳命段，并配以足太阴脾经、足阳明胃经的腧穴及其募穴，杵针用补法，可以配合灸法。若湿热互结，中焦受阻，可见脘腹痞满或疼痛，肢体困重无力，或面色黄而溺赤，舌苔黄腻，脉象滑数或濡数等，治宜取至阳八阵和脊中八阵，河车路阳命段，并配以足太阴脾经、足阳明胃经及手太阳小肠经的募穴，杵针用泻法或平补平泻法。若脾阳衰弱，水湿不化，可见完谷不化，小便清长，四肢清冷，或见便血，或见月经过多，崩漏，或带下绵绵，舌淡苔白，脉象沉迟，治宜取至阳八阵和命门八阵，河车阳命段，并配以脾、胃二经的募穴和太阳、阳明、任脉等经的腧穴，杵针用补法，并可加灸法。若风寒湿邪伤及经络，则可见经脉循行部位肿痛，四肢屈伸不利，痿痹不仁，舌强不语，半身不遂等，治宜取病变部位的八阵穴，并配以该经的腧穴，杵针用平补平泻法，并可加灸法。

（2）胃：胃与脾以膜相连，同居中焦，其脉络脾，若胃受纳失常，则可见食少纳呆，脘部痞闷，呃逆，呕吐，气馁少力，唇舌淡红，脉象软弱，治宜取至阳八阵，脊中八阵，中脘八阵，河车阳命段，并配以足阳明胃经的腧穴及其募穴，杵针用补法并可加灸法。若胃阳不足，寒邪偏盛，则可见胃脘胀痛，泛吐清水，每喜热饮，舌苔白滑，脉象沉迟，治宜取至阳八阵，脊中八阵，中脘八阵，河车路阳命段，并配以足阳明胃经、足太阴脾经、手厥阴心包经的腧穴及其募穴，杵针用补法，并可配合灸法。若邪犯阳明，热蕴于胃，则可见身热，口渴引饮，喜冷恶热，恶人与火，易惊，谵妄，发狂，或食入即吐，或大便燥结，舌苔黄燥，脉洪大有力，治宜取天谷八阵，至阳八阵，河车路椎至段、阳命段，并配以手阳明经、足阳明经腧穴，杵针用泻法。若风寒湿邪侵袭经络，或脾胃蕴热，循经上逆，则可见口唇生疮，口臭，颊肿，喉痛，牙龈肿痛，鼻渊，鼻衄，缺盆中痛，乳中肿痛，半身不遂，下肢经脉循行所过部位麻木不仁，或痿痹不用，治宜取局部病变部位的八阵穴，并配以本经腑穴，杵针用泻法或平补平泻法，并可配合灸法。

3. 心与小肠

（1）心：心居胸中，心包为其宫城，其脉络小肠而互为表里，在体为脉，开窍于舌。心为身之主，主血脉，司神明，是维持人体生命和精神思维活动的中心，故凡外感六淫，或内伤七情而影响到心脏时，都可引起病变。若思虑过度，劳伤心神而致心阳不足，则可见心悸，胸闷，短气，心痛，面色无华，舌淡苔白，脉细弱或虚大无力，治宜取神道八阵，河车路椎至段，并配以本脏募穴和俞穴以及手厥阴心包经腧穴，杵针用补法，并可加灸法。若营血亏损，阴精暗耗而致心阴亏损，则可见心悸，心烦，少寐或多梦，甚至健忘，遗精，舌干质红苔少，脉细数，治宜取神道八阵，河车路椎至段，并配以手厥阴心包经和手少经阴、足少阴经的腧穴，杵针用补法或平补平泻法，并配合灸法。抑郁不遂，五志化火，痰火内扰时，则可见心悸，不寐，心胸烦热，或为癫狂，或为痴呆，语无伦次，哭笑无常，或见面赤，口渴，或见吐血，衄血，小便赤热，溲血淋痛，舌质红而苔黄，脉多滑数，治宜取天谷八阵和神道八阵，河车路椎至段，并配以手少阴心经、手厥阴心包经、足阳明胃经的腧穴，杵针用泻法或平补平泻法。若心火循经上炎，则可见口腔糜烂，烦躁，喉痛，目赤肿痛，头痛，鼻衄，舌质红而苔黄，脉多弦数，治宜取天谷八阵和风府八阵，河车路椎至段，并配以手少阴心经腧穴，杵针用泻法或平补平泻法。若风寒湿邪外侵，可致经络痹阻，则可见胸痛以及经脉循行部位疼痛、麻木不仁及肩胛冷痛等，治宜取神道八阵，并配以局部病变腧穴、手太阳经腧穴，杵针用泻法或平补平泻法，并可配合灸法。

（2）小肠：小肠居于腹中，上接幽门，与胃相通，下接阑门，与大肠相连，其脉络心而互为表里。小肠的功能主要是分清泌浊。若寒邪犯之，则可见小腹隐痛，肠鸣溏泻，小便频数，舌淡苔薄白，脉细而缓，治宜取脊中八阵和命门八阵，河车路阳命段，并配以手太阳小肠经的腧穴及其募穴，杵针用补法，并配合灸法。若心热移于小肠，或热积于本脏，则可见心烦，口舌生疮，咽痛，小便短赤，甚至溺血，茎中痛，小腹胀痛，舌质红而苔黄，脉象滑数，治宜取腰阳关八阵，河车路命强段，并配以心和小肠经的腧穴及其募穴，杵针用泻法。若邪袭经络，则可见目赤，咽痛，颊肿，耳鸣耳聋，头项强痛，小腹痛连腰脐，经脉循行部疼痛、麻痹不用等，治宜取天谷八阵和风府八阵，并配以手太阳小肠经腧穴，杵针用平补平泻法，并可配合灸法。

4. 肾与膀胱

（1）肾：肾左右各一，位于腰部，主水，藏精，主骨，生髓，其脉络膀胱而互为表里。耳为肾之窍，并开窍于二阴。肾为先天之本，水火之脏。肾主统摄一身之水而封藏精液，为生长发育之源。若外感六淫或房事过度而伤肾，均可发病。若劳损过度，久病失养，可致肾气亏耗，封藏失权，可见面色淡白，腰脊酸软，腿足无力，阳痿早泄，尿多或遗尿，头昏耳鸣，或听力减退，形寒肢冷，舌淡苔白，脉弱无力，治宜取命门八阵和腰阳关八阵，河车路命强段，并可配本脏腧穴及其募穴，任脉、督脉、足少阴肾经的腧穴，杵针用补法，并可配合灸法。若肾气劳伤，无力纳气，则可见短气喘逆，动则尤甚，自汗懒言，头晕畏寒，两足逆冷，面浮色白，舌淡苔薄，脉细弱或浮而无力，治宜取命门八阵和腰阳关八阵，河车路命强段，并可配合本脏腧穴及其募穴，任脉、督脉的腧穴，杵针用补法，或配合灸法。若病久耗伤肾阳，不能温化水液，而水气泛滥，则可见周身水肿，下肢尤甚，甚则按之如泥，陷下不起，或大便溏薄，或水泛上逆而为咳逆上气，动则喘息，痰多稀薄，舌淡白而苔润滑，脉沉滑，治宜取命门八阵和腰阳关八阵，河车路命强段，并可配合任脉、督脉、足少阴肾经的腧穴，杵针用补法，并配合灸法。若房事不节，劳倦过度，或欲念妄动，肾阴耗伤，可见形体虚弱，头晕耳鸣，少寐健忘，多梦遗精，腰酸腿软，或颧赤唇红，潮热盗汗，口干咽燥，或干咳无痰，或痰中带血，舌红而少苔，脉多细数，治宜取天谷八阵，命门八阵，腰阳关八阵，河车路命强段，并配以足太阳膀胱经、足少阴肾经的腧穴，或手太阴肺经、手少阴心经的腧穴，杵针用补法，并配合灸法。若邪犯经络，则可见经脉循行部位疼痛、酸重，或麻木不仁、痿痹不用，治宜取病变部位的八阵穴，配合本经腧穴，杵针用平补平泻法，或加灸法。

（2）膀胱：膀胱居于少腹，其脉络肾而互为表里，膀胱的主要功能为储藏津液，行气化水。若下焦虚寒，气化无权，则可见小便频数，或遗溺，舌苔白滑，脉象细弱，治宜取命门八阵和腰阳关八阵，河车路命强段，并可配合本脏腧穴及其募穴，足太阳膀胱经腧穴，杵针用补法，并可配合灸法。若实热蕴结本脏，则可见小便短涩不利，溺黄赤而混浊，或淋涩不畅，或闭而不行，或兼见脓血砂石，茎中热痛，舌红而苔黄，脉象滑数，治宜取命门八阵和腰阳关八阵，河车路命强段，并配以足少阴经、足太阳膀胱经和任脉的腧穴，杵针用泻法或平补平泻法。若风寒外袭，伤及经络，则可见项部、背部、腰尻等经脉循行部位疼痛、酸楚，或拘急，或痿痹、麻木不仁等，治宜取病变部位八阵穴，并配合本经腧穴，杵针用平补平泻法，并可加灸法。

5. 心包与三焦

（1）心包：心包居胸中，位于心之外围，有护卫心神的作用。其脉络三焦而互为表里，其病机与临床所见症状、治疗方法，每与手少阴心经类同，不复赘言。若外感风寒湿邪，伤其经脉，则多见心胸疼痛，麻木，痿痹不用，手掌发热等症，治宜取病变部位八阵穴，并配以本脏腧穴，杵针用平补平泻法，并可加灸法。

（2）三焦：三焦是上、中、下三焦的总称，其脉络心包而互为表里，它与肺、脾、肾、膀胱的关系最为密切。人体津液的正常输布及代谢等都有赖于三焦的气化作用，若其气化功能失常，可导致水液内停，则见肌肤肿胀，腹中胀满，气逆肢冷，遗尿，小便失禁，舌苔白滑，脉象沉细或滑，治宜取命门八阵和腰阳关八阵，河车路命强段，并可配以本脏腧穴及其募穴，任脉腧穴，杵针用补法，或加灸法。若湿热蕴结于里，水液潴留，可见身热气逆，肌肤肿胀，小便不利，舌质红而苔黄腻，脉象滑数，治宜取命门八阵和腰阳关八阵，河车路命强段，并配合本脏腧穴及其募穴，三阴经腧穴，杵针用泻法。若风寒湿邪闭阻经络，则可见其经脉循行部位酸胀、疼痛、麻木，肢体痿痹不用。若风热外袭或内热上冲，可使经气闭塞，则可见头晕，耳鸣，耳聋，目赤肿痛，颊肿，喉痹，瘰疬，胁痛，甚至大便秘结，小便黄赤，舌质红而苔黄，脉象弦数，治宜取病变部位八阵穴，并配合手少阳经、足少阳经的腧穴，杵针用平补平泻法，或加灸法。

6. 肝与胆

（1）肝：居于胁下，主筋，藏血，开窍于目，其脉络胆而互为表里，上连目系，交于巅顶，其性刚强，喜条达而恶抑郁。精神情志之调节，与肝有密切关系。若情志所伤，肝气郁结，则可见胁肋疼痛或走窜不定，胸闷不舒，易怒，食欲不振，干呕，气逆，喉中如物梗塞，或呕吐吞酸，或吐出黄水，或腹痛便泻，舌苔淡黄，脉多弦长，治宜取至阳八阵和筋缩八阵，河车路阳命段，并配以足厥阴肝经、足少阳胆经、足阳明胃经及足太阴脾经的腧穴，杵针用平补平泻法。若见头目胀痛，头晕目眩，目赤肿痛，心烦不寐，易怒，耳鸣，耳聋，吐衄，舌红苔黄，脉多弦数或弦而有力，治宜取至阳八阵和筋缩八阵，河车路阳命段，并配以足厥阴肝经腧穴，杵针用平补平泻法，或加灸法。急性者可配以三棱针于十二井放血。若肾阴不足，肝火伤阴，则可见眩晕头痛，耳鸣耳聋，视物不清或雀目，善恐，肢体肌肉动，口燥咽干，午后潮热，舌红少津，少苔，脉象细弦或弦数，治宜取天谷八阵和至阳八阵，河车路阳命段，并配以足厥阴肝经、足少阳胆经、足少阴肾经的腧穴，杵针用补法，或平补平泻法，或加灸法。若寒邪袭于经络，则可见少腹冷痛，疝气，睾丸偏坠而痛，遇寒加剧，遇热稍安，或其经脉循行部位疼痛、麻木、转筋拘急、掣痛等，舌淡苔白，脉弦紧，治宜取病变部位的八阵穴，并配以本经腧穴，杵针用补法，并可加灸法。

（2）胆：胆附于肝，其脉络肝而互为表里，其性刚直果断。胆为中精之腑，贮藏胆汁。若因湿热之邪而致胆液疏泄功能失调，则可见头痛目眩，口苦咽干，耳鸣耳聋，胁肋胀满疼痛，寒热往来，黄疸，呕吐苦水，舌红苔黄腻，脉象弦数或弦滑，治宜取天谷八阵和至阳八阵，河车路阳命段，并配以本脏腧穴及其募穴，足少阳胆经腧穴，杵针用泻法。若胆气虚弱，则可见易惊善恐，胆怯，善叹息或夜寐不安，视物不清，头晕欲呕，舌苔薄滑，脉象弦细，治宜取天谷八阵和至阳八阵，河车路阳命段，并配以足少阳胆经、足厥阴肝经、手厥阴心包经的腧穴，杵针用补法，并可加灸法。若外感风寒或湿邪阻滞经络，则可见经脉循行部位疼痛、麻木不仁等，舌苔薄白，脉弦紧，治宜取病变部位八阵穴和该经腧穴，杵针用补法，或平补平泻法，并可加灸法。

（三）治疗原则

杵针治疗原则是根据《黄帝内经·灵枢·经脉》"盛者泻之，虚者补之"的原则而确定的。临床上运用杵针治病时，必须根据中医基本理论，运用望、闻、问、切四诊配合其他方法，确定八纲，方能决定杵针治疗方法。

1. 阴阳

阴阳，是中医理论的核心，也是八纲中的总纲。《黄帝内经·素问·阴阳应象大论》说："善诊者，察色按脉，先别阴阳。"一般说来，病在表，在腑，属实，属热者，为阳；病在里，在脏，属虚，属寒者，为阴。《黄帝内经·灵枢·寿夭刚柔》说："审知阴阳，刺之有方，得病所始，刺之有理。"临床上，阳证多实热，杵针宜用泻法；阴证多虚寒，杵针宜用补法。

2. 表里

表里，一般是指疾病所在部位的深浅。病在经络，皮肉者，属表；病在脏腑，筋骨者，属里。《黄帝内经·素问·刺要论》说："病有浮沉，刺有浅深。"病在表者，杵针操作时宜用轻刺而快的手法；病在里者，杵针操作时宜用重而慢的手法。

3. 寒热

寒热，是指疾病的性质。一般来说，寒证是人体阴气盛或阳气虚不能抵御寒邪而导致的疾病，杵针治疗时多加温灸。热证是人体阳气盛或阴液不足不能抗御热邪而导致的疾病，杵针治疗多用泻法，一般不加灸法。

至于寒热夹杂、真寒假热、真热假寒等，则宜一一详辨，临床上根据病机灵活施治。

4. 虚实

虚实，是指人体正气的盛衰和病邪的消长。虚，泛指人体阴阳失调，脏腑经络功能紊乱，气血不足而导致的疾病。《黄帝内经·素问·通评虚实论》说："精气夺则虚。"杵针治疗时当用补法，并可加用灸法。《黄帝内经·素问·通评虚实论》说："虚则补之……无问其数以平为期。"实，是指邪气旺盛或人体功能过度亢盛。《黄帝内经·素问·通评虚实论》说："邪气盛则实。"《黄帝内经·灵枢·根结》说："形气有余，病气有余……急泻其邪……故曰有余者泻之。"形实邪实所导致的病变，杵针治疗时多用泻法

至于虚中有实、实中有虚，则应根据虚实的轻重，或先补后泻，或先泻后补，或补泻兼施，或平补平泻，灵活施治。

（四）处方配穴

杵针治病，是通过杵针作用于人体经络腧穴来进行的，因此，处方配穴在治疗中有重要作用。处方配穴恰当与否，与杵针治疗效果密切相关。临床上根据中医基本理论，在辨证施治的原则指导下，结合腧穴的功能、特性，进行处方配穴，做到有方有法，灵活多变。

由于杵针治病范围广泛，腧穴繁多，一穴可治数病，一病可用数穴，初学者难以掌握。笔者团队以脏腑经络为指导，按照"病随经所在，穴随经而取""经脉所过，主治所在""本经有病本经求""循经取穴"等原则，概括出以下几种配穴方法，既可分别运用，亦可合并运用。配穴多少，应按病情需要而定，一般以 2～4 穴为宜。要做到配穴精当，首先要做到辨证准确。

1. 八阵、河车路取穴法

取病变脏腑相应的八阵穴和河车路穴，以治疗该脏腑的病变。例如心肺病变，取相应的身柱八阵、神道八阵和河车路椎至段，脾胃有病，取至阳八阵、中脘八阵和河车路阳命段。

2. 近部取穴法

近部取穴法，是根据每一腧穴都能治疗所在部位的局部和相邻部位的病症这一普遍规律提出来的，多用于治疗体表部位明显

和较局限的症状。例如鼻病取迎香，口齿取颊车、地仓，胃痛取中脘八阵、梁门，耳鸣耳聋取翳风、听宫、听会，头痛取天谷八阵、头维、上星、风池等。《黄帝内经·灵枢·厥病》说："头痛……有所击堕，恶血于内；若肉伤痛未已，可则刺，不可远取也……耳鸣，取耳前动脉。"《百症赋》说："悬颅、颔厌之中，偏头痛止。"这些都是近部取穴。

3. 远部取穴法

远部取穴法是根据阴阳、脏腑、经络学说等中医基本理论和腧穴的主治功能提出来的，是在病痛较远的相应部位取穴。此法有以下几种取穴方式。

（1）上病下取，下病上取：上是指腰以上，下是指腰以下，即病在上部则在下部取穴治疗，病在下部则在上部取穴治疗。例如头痛、鼻衄取涌泉、太冲治疗，胃脘痛、消化不良取足三里、公孙等穴治疗，即为上病下取；阴挺、脱肛、内脏下垂取百会八阵；腿足病取风府等，均为下病上取。正如《黄帝内经·灵枢·终始》所说："病在上者下取之，病在下者高取之，病在头者取之足，病在腰者取之腘。"

（2）左病右取，右病左取：左右是指身体左侧右侧，即病在左侧取右侧穴位治疗，病在右侧取左侧穴位治疗。例如左侧牙痛，取右侧合谷治疗；半身不遂，口眼歪斜者，病在左侧的取右侧穴位治疗，病在右侧的取左侧的六位治疗。

（3）中病旁取，旁病中取：中是指躯干，旁是指四肢，就是病在躯干而在四肢取穴治疗，病在四肢而取躯干穴位治疗。例如心、胸、胃病，取内关、公孙治疗，牙病取两合谷、内庭治疗，痛经取两三阴交、合谷治疗，胁肋痛取两内关、阳陵泉治疗，此为中病旁取的方法。上肢痛取风府治疗或风府八阵、大椎八阵治疗，下肢病取命门八阵、腰阳关八阵治疗，此为旁病中取的方法。

（4）阴病取阳，阳病取阴：阴是指胸腹部和阴经，阳是指腰背部和阳经。根据阴阳、经络、气血交贯，脏腑腹背，气血相应的关系，医者提出"从阴引阳，从阳引阴"的法则，也就是说，六腑阳经病，取属阴的腹募穴治疗，五脏阴经病，取属阳的背腧穴治疗，即腧募配穴法或前后配穴法。例如泄泻、痢疾取天枢、神阙治疗，胃脘痛取中脘八阵、梁门治疗，癃闭取中极、石门八阵治疗，此为阳病取阴；咳嗽、胸满取身柱八阵、神道八阵、河车路椎至段治疗，遗精、阳痿取命门八阵、腰阳关八阵、河车路命强段治疗，此为阴病取阳。

4. 随证取穴法

随证取穴法又叫对证取穴法或辨证取穴法。它是根据中医基本理论和腧穴主治功能而提出的，它与近部取穴法、远部取穴法有所不同。近部取穴法和远部取穴法都是以病痛部位为依据，但对于发热、自汗、盗汗、虚脱、失眠、多梦等全身症状，并不能完全概括，这些病症可采用随证取穴法。《难经·四十五难》说："腑会太仓，脏会季肋，筋会阳陵，髓会绝骨，血会膈俞，骨会大杼，脉会太渊，气会膻中。"这些腧穴都与某一方面的病症有密切关系，临床上可以随证选取。例如气病的胸闷、气促等可取膻中八阵，血虚或慢性出血疾病取膈俞和膈俞相应的八阵穴和河车路，筋病可取阳陵泉等；又如外感发热取大椎八阵、合谷、曲池等穴以清热解表，昏迷急救取人中、内关、天谷八阵以醒脑开窍，阴虚发热、盗汗取阴郄、复溜以滋阴清热而止汗等。

（五）注意事项

（1）处方应精简：配穴处方，选穴不宜过多，要辨证明确，针对性强，提倡少而精的处方原则，才能达到功专效宏的目的。一般以选取 3～5 个穴位为宜。杵针治疗一般以八阵穴和河车路为主，适当配以相关的腧穴即可。

（2）处方要交换：一个穴位或一个处方，杵刺的时间不宜过长，一般 3~6 天交换 1 次。若为慢性病，一时难以见效，可选择相关穴位组成 2~3 个处方，轮换交替治疗，这样可以提高疗效。

（3）把握时机：把握有利时机，是取得治疗效果的关键。第一，应争取早期治疗，防止病情迁延和加重。第二，对某些周期性发作疾病，如痛经、疟疾、发作性哮喘等，要抓住关键时机治疗，应在发作前治疗，以提高疗效。

（4）拟定疗程：杵针治疗的疗程可根据病情而定，一般 6 次为 1 个疗程。若病情缓慢，可以选择若干个穴位，组成 2~4 个处方，轮换交替治疗，可以连续做 4~6 个疗程。

（5）综合治疗：杵针治疗可以单独应用，在疾病需要时可以配合针刺或灸法治疗，也可配合其他治疗方法，如药物、按摩、薄贴、温熨、熏洗等，以提高疗效。

第三节 杵针疗法的特色取穴

一、杵针疗法常用的特殊穴位——八阵穴

八阵穴是以一个腧穴为中宫，以中宫向外的一定距离为半径，画一个圆，把这个圆分为八个等份，即天、地、风、云、龙、虎、鸟、蛇，与八卦相应位乾、坤、坎、离、震、艮、巽、兑，形成八个穴位，即为外八阵。再把中宫到外八阵的距离分为三等分，画成两个圆圈，即为中八阵和内八阵。内八阵、中八阵、外八阵上的穴位就形成了八阵穴（图 3-5）。

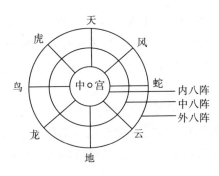

图 3-5　八阵穴

（一）泥丸八阵（百会八阵）

【定位】以泥丸（百会穴）为中宫，以百会穴到印堂的距离为半径，所构成的八阵为泥丸八阵。

【主治】中风偏瘫，失语，偏正头痛，眩晕，耳鸣耳聋，脑鸣，失眠，健忘，肢体痿废，癫、狂、痫等神经系统病症。

【手法】杵针点叩、升降、开阖、运转、分理。

（二）风府八阵

【定位】以风府穴为中宫，以风府穴到后发际边缘的距离为半径，所构成的八阵穴为风府八阵。

【主治】中风、失语、头痛、眩晕、颈项强痛、耳鸣耳聋、脑鸣、失眠、健忘、肢体痿废、鼻塞、咽喉肿痛、口腔疼痛、癫痫、瘾症、小儿惊风、半身不遂、痉挛等病症。

【手法】杵针点叩、升降、开阖、运转、分理。

（三）大椎八阵

【定位】以大椎穴为中宫，以大椎穴到左右旁开三寸处的距离为半径，所构成的八阵穴为大椎八阵。

【主治】颈项强痛、外感发热、咳喘、疟疾、骨蒸盗汗、癫痫、风疹、肩臂疼痛等病症。

【手法】杵针点叩、升降、开阖、运转、分理。

（四）身柱八阵

【定位】以身柱穴为中宫（身柱穴在第三胸椎棘突下凹陷处），以身柱穴到左右魄户穴的距离为半径，所构成的八阵穴为身柱八阵。

【主治】外感发热，咳喘，疟疾，骨蒸盗汗，癫痫，癔症，痫症，脊背痹痛，小儿惊风，乳痈，胸痹，呕吐，上肢萎软、麻痹、瘫痪等病症。

【手法】杵针点叩、升降、开阖、运转、分理。

（五）神道八阵

【定位】以神道穴为中宫（神道穴在第五胸椎棘突下凹陷处），以神道穴到左右神堂穴的距离为半径，所构成的八阵穴为神道八阵。

【主治】心悸、怔忡、胸痹、心痛、心胸烦闷、失眠、健忘、咳嗽、喘息、小儿惊风、乳痈、乳房肿块、食道梗阻、呕恶、嗳气等病症。

【手法】杵针点叩、升降、开阖、运转、分理。

（六）至阳八阵

【定位】以至阳穴为中宫（至阳穴在第七胸椎棘突下凹陷处），以至阳穴到左右膈关穴的距离为半径，所构成的八阵穴为至阳八阵。

【主治】肝、胆、脾、胃、胰等脏腑病症，如胸胁胀满疼痛、呕吐、胃痛、痞满、黄疸、咳嗽、哮喘、疟疾、呃逆、嗳腐吞酸、泄泻等病症。

【手法】杵针点叩、升降、开阖、运转、分理。

（七）筋缩八阵

【定位】以筋缩穴为中宫（筋缩穴在第九胸椎棘突下凹陷

处），以筋缩穴到左右魄门穴的距离为半径，所构成的八阵穴为筋缩八阵。

【主治】肝、胆、脾、胃等脏腑病症，如癫痫、脊强、胃痛、腹胀、胁痛、呕吐、嗳气、呃逆、黄疸、泄泻等。

【手法】杵针点叩、升降、开阖、运转、分理。

（八）脊中八阵

【定位】以脊中穴为中宫（脊中穴在第十一胸椎棘突下凹陷处），以脊中穴到左右意舍穴的距离为半径，所构成的八阵穴为脊中八阵。

【主治】脾胃病症，如胸腹胀痛、痢疾、癫痫、小儿疳疾、脱肛等。

【手法】杵针点叩、升降、开阖、运转、分理。

（九）命门八阵

【定位】以命门穴为中宫（命门穴在第二腰椎棘突下凹陷处，直立时与神阙穴相对），以命门穴到左右志室穴的距离为半径，所构成的八阵穴为命门八阵。

【主治】腹痛，腹泻，腰痛，遗精，阳痿，带下，月经不调，痛经，经闭，耳鸣耳聋，水肿，遗尿，下肢麻痹、萎软、瘫痪，小便频数，小便短少，癃闭等病症。

【手法】杵针点叩、升降、开阖、运转、分理。

（十）腰阳关八阵

【定位】以腰阳关穴为中宫（腰阳关穴在第四腰椎棘突下凹陷处，与髂前上棘齐平），以腰阳关穴到左右大肠俞穴的距离为半径，所构成的八阵穴为腰阳关八阵。

【主治】腹痛，腹泻，腹胀，痢疾，脱肛，便秘，遗精，阳痿，早泄，月经不调，痛经，经闭，带下，腰骶强痛，下肢痿弱、强直、痉挛或麻木、疼痛等病症。

【手法】杵针点叩、升降、开阖、运转、分理。

（十一）腰俞八阵

【定位】以腰俞穴为中宫（腰俞穴在骶管裂孔处），以腰俞穴到左右秩边穴的距离为半径，所构成的八阵穴为腰俞穴八阵。

【主治】腹痛，腹泻，脱肛，便秘，遗精，阳痿，早泄，月经不调，痛经，经闭，崩漏，带下，腰骶强痛，痔漏，下肢痿痹、疼痛等病症。

【手法】杵针点叩、升降、开阖、运转、分理。

二、杵针疗法常用的特殊穴位——河车路

人体气血通过经络运行，周而复始，如环无端，不停地升降运转。杵针疗法就是用杵针在人体河车路上，通过施行各种手法，促进人体气血运行，畅通经脉，从而达到治病的目的。

人体河车路可分为头部河车路、腰背部河车路、胸腹部河车路。各河车路根据所属脏腑和主治，又可分为若干段。

（一）头部河车路

1. 河车印脑段

【定位】河车印脑段共有 7 条。中间 1 条从印堂穴到脑户穴，为督脉经；目内眦至相对应的脑户穴旁为第 2 条线；瞳仁正中至相对应的脑户穴为第 3 条线；目外眦至相对应的脑户穴旁为第 4条线。其中印堂穴至脑户穴的督脉经为单线，其余 3 条左右对称，成双线，共 6 条，加上正中 1 条，共 7 条。

【主治】中风偏瘫、肢体萎软、痉挛、抽风、头风、失眠、健忘、眩晕、癫痫、狂症、目疾、耳病、鼻病等病症。

【手法】杵针点叩、升降、开阖、运转、分理。

2. 河车脑椎段

【定位】从脑户穴到大椎穴和脑户穴到大椎穴两旁与眼内眦、

瞳仁及眼外眦之间距离相等的左右3条线，为河车脑椎段。此河车路上有7个穴位，即眼点、鼻点、耳点、口点、唇齿点、舌点、咽喉点。这7个穴位分别在脑户穴至大椎穴的河车路上的1/7处。

【主治】眼、鼻、口、唇齿、舌、咽喉诸证，以及眩晕、头痛、颈强、失眠、健忘等病症。

【手法】杵针点叩、升降、开阖、运转、分理。

（二）腰背部河车路

1. 河车椎至段

【定位】从大椎穴到至阳穴的中线和从大椎穴到至阳穴的脊柱两旁的3条线：脊柱旁开5分的第1条线；脊柱旁开1寸5分的第2条线，该线与足太阳膀胱经在背部的第1条线相同；脊柱旁开3寸的第3条线，该线与足太阳膀胱经在背部的第2条线相同。在第1条线上有大椎点、陶到点、风门点、肺点、心包点、心点、督点、膈点，每个穴点与该段督脉和足太阳膀胱经的同名腧穴相对应。

【主治】大椎点、陶到点、风门点段河车路主治咳嗽、喘息、感冒、温邪初起、疟疾等病症。肺点、心包点、心点、督点、膈点段河车路主治胸闷、胸痛、心悸、怔忡、失眠、健忘、心痛等心肺疾病以及噎膈、呕逆、呕吐等脾胃疾病。

【手法】杵针点叩、升降、开阖、运转、分理。

2. 河车阳命段

【定位】从至阳穴到命门穴的正中线和从至阳穴到命门穴的脊柱两旁的3条线：脊柱旁开5分的第1条线；脊柱旁开1寸5分的第2条线，该线与足太阳膀胱经在背部的第1条线相同；脊柱旁开3寸的第3条线，该线与足太阳膀胱经在背部的第2条线相同。在第1条线上有胰点、肝点、胆点、脾点、胃点、三焦点、肾点、膈点，每个穴点与该段督脉和足太阳膀胱经的同名腧穴相对应。

【主治】胃脘痛，胁痛，腹胀，腹泻，痢疾，呃逆，呕吐，嗳气，便秘，尿频，尿急，尿痛，血尿，遗尿，月经不调，痛经，经闭，崩漏，带下病，遗精，阳痿，下肢痿弱、瘫痪等病症。

【手法】杵针点叩、升降、开阖、运转、分理。

3. 河车命强段

【定位】从命门穴到长强穴的正中线和从命门穴到长强穴的脊柱两旁的 3 条线：脊柱旁开 5 分的第 1 条线；脊柱旁开 1 寸 5 分的第 2 条线，该线与足太阳膀胱经在背部的第 1 条线相同；脊柱旁开 3 寸的第 3 条线，该线与足太阳膀胱经在背部的第 2 条线相同。

【主治】脊强腰痛、腹胀、腹痛、痢疾、呃逆、呕吐、嗳气、便秘、尿频、尿急、尿痛遗尿、月经不调、痛经、经闭、赤白带下、遗精、阳痿、阳痿、流产、头昏耳鸣、下肢痿痹、中风偏瘫、腰膝酸软无力、潮热盗汗、骨蒸劳热等病症。

【手法】杵针点叩、升降、开阖、运转、分理。

（三）胸腹部河车路

胸腹部河车路为河车路前线，该线从任脉经的天突穴直下，经过胸、上腹、下腹到会阴穴，与督脉经相交。从任脉经两旁的左右 3 条线为河车左右线。河车前线可分为河车天膻段、河车膻阙段、河车阙极段。

1. 河车天膻段

【定位】从任脉经的天突穴到膻中穴的任脉经中线和任脉旁开 5 分、1 寸 5 分、3 寸的 3 条线。

【主治】食管、心、肺、胸膈的急、慢性病症，如胸痹、心悸、心痛、失眠、健忘、咳嗽、喘息、呃逆、呕吐、嗳气等。

【手法】杵针点叩、升降、开阖、运转、分理。

2. 河车膻阙段

【定位】从任脉经的膻中穴到神阙穴的任脉经正中线和任脉旁开 5 分、1 寸 5 分、3 寸的 3 条线。

【主治】脾、胃、肝、胆、胰的病症，如胃脘胀满、疼痛，胸痹，呃逆，呕吐，嗳气，胁痛，腹泻，黄疸等。

【手法】杵针点叩、升降、开阖、运转、分理。

3. 河车阙极段

【定位】从任脉经的神阙穴到中极穴的任脉经正中线和任脉旁开 5 分、1 寸 5 分、3 寸的 3 条线。

【主治】大肠、小肠、尿道、膀胱、盆腔、子宫等脏腑的病症，如淋证、癃闭、血尿、腹泻、腹胀、便秘、痢疾、小腹痛、月经不调、痛经、经闭、崩漏、赤白带下、遗精、阳痿、不育、疝气等。

【手法】杵针点叩、升降、开阖、运转、分理。

三、杵针疗法常用的特殊穴位——八廓穴

（一）眼八廓

【定位】把眼眶骨的边缘分为天、地、山、泽、风、雷、水、火八个点。

【主治】目赤、目肿、溢泪、云翳胬肉、瞳神缩小或散大、视物昏花、视物不正、弱视、复视、畏光、眼见红星、飞蚊症、黑点等眼疾。

【手法】杵针点叩、开阖。

（二）耳八廓

【定位】沿耳根周围分为天、地、山、泽、风、雷、水、火八个点。

【主治】耳病，如耳内溃脓流液、红肿疼痛、耳鸣耳聋，以

及腮部红肿疼痛。

【手法】杵针点叩、开阖。

（三）鼻八廓

【定位】以鼻端素髎穴平行到迎香穴的距离为半径，画一个圆圈，把这个圆圈分为天、地、山、泽、风、雷、水、火八个点。

【主治】鼻部疾病，如鼻塞、鼻鸣、鼻渊、鼻流浊涕、鼻不闻香臭等疾病。

【手法】杵针点叩、开阖。

（四）面部五轮穴

【定位】

（1）前发际上从神庭穴到左右头维穴，下从两眉之间的印堂穴至左右眉梢为火轮。

（2）上从印堂穴，下到鼻准，两旁从攒竹穴到内眼角，从内眼角环形到迎香为土轮。

（3）从人中到迎香，从迎香下行到地仓，至颏部为水轮。

（4）左颧部为木轮。

（5）右颧部为金轮。

五轮当中，火轮属心，土轮属脾，水轮属肾，木轮属肝，金轮属肺。

【主治】除主治所属的五脏疾病外，还能治疗面部的各种疾病，如面瘫、面风、面痛等。

【手法】杵针点叩、开阖。

【附注】五轮之中又可分为中央、东、南、西、北，以及东北、东南、西北、西南四隅，各具九注，这样就组成了九宫八卦，每宫还可以根据病情施以迎随治疗。

第四节　杵针疗法的辨证施治

一、颈椎病

颈椎病常见于中老年人及长期坐姿不良的人群，是一种以退行性病理改变为基础的疾病。颈椎病可分为颈型颈椎病、神经根型颈椎病、脊髓型颈椎病、椎动脉型颈椎病、交感神经型颈椎病、混合型颈椎病。

（一）定义

颈椎病又称颈椎综合征，是颈椎骨关节炎、增生性颈椎炎、颈神经根综合征、颈椎间盘脱出症的总称，是由于颈椎长期劳损、骨质增生，或椎间盘脱出、韧带增厚，致使颈椎脊髓、神经根或椎动脉受压，出现一系列功能障碍的临床综合征。表现为椎节失稳、松动，髓核突出或脱出，骨刺形成，韧带肥厚和继发椎管狭窄等，刺激或压迫邻近的神经根、脊髓、椎动脉及颈部交感神经等，引起一系列症状和体征。

（二）病理生理

颈椎病是颈椎间盘变性、颈椎骨质增生以及由此而引起的一系列临床症状的总称。颈椎间盘的退行性变以 C5~C6、C6~C7 多见。颈椎间盘突出是本病的早期阶段，其受累的椎间盘较少，一般为 1~2 个椎间盘。而颈椎病则不然，往往是多数椎间盘受累。随着颈椎间盘的退变，相应颈椎前纵韧带、后纵韧带、黄韧带等出现增生、肥厚和变性，颈椎各部位出现骨质增生。椎间盘的变性导致压迫神经、血管，颈椎韧带的增生、肥厚也有可能压迫颈椎神经及血管，而骨质增生的位置不对一样可以压迫颈椎神经及血管。无论是上述哪种病理变化形成压迫，均可能出现颈椎病症状。颈椎病的最初病理变化为颈椎间盘变性，其可使纤维环、髓核突向韧带下方而引起韧带连同骨膜与椎骨分离，形成韧带-椎间盘间隙，多同时伴有局部微血管撕裂与间隙血肿，随着血肿机化和钙盐沉积，最后形成突向椎管或椎体前缘的骨质增生。椎间盘变性还可导致其耐用压力和牵拉力减弱，相应地出现椎间隙变窄、关节错位或重叠、椎间孔上下变小、相邻椎体间稳定性减弱，继而出现小关节、钩椎关节骨质增生、韧带骨化等。此外，长期慢性劳损、外伤、炎症及畸形等都会诱发和加重压迫神经根和椎动脉。

（三）临床特征

（1）神经根型颈椎病：①具有较典型的根性症状（麻木、疼痛），且范围与颈脊神经所支配的区域相一致。②压顶试验或臂丛牵拉试验阳性。③影像学所见与临床表现相符合。④痛点封闭无显效。⑤排除颈椎外病变如胸廓出口综合征、腕管综合征、肘管综合征、肩周炎等所致以上肢疼痛为主的疾病。

（2）脊髓型颈椎病：①临床上出现颈脊髓损害的表现。②X线片上显示椎体后缘骨质增生、椎管狭窄。影像学证实存在脊髓压迫。③排除肌萎缩性侧索硬化症、脊髓肿瘤、脊髓损伤、多发性末梢神经炎等。

（3）椎动脉型颈椎病：①曾有猝倒发作，并伴有颈源性眩晕。②旋颈试验阳性。③X线片显示节段性不稳定或枢椎关节骨质增生。④多伴有交感神经症状。⑤排除眼源性、耳源性眩晕。⑥排除椎动脉Ⅰ段（进入 C6 横突孔以前的椎动脉段）和椎动脉Ⅲ段（出颈椎进入颅内以前的椎动脉段）受压所引起的基底动脉供血不足。⑦手术前需行椎动脉造影或数字减影椎动脉造影（DSA）。

（4）交感神经型颈椎病：临床表现为头晕、眼花、耳鸣、手麻、心动过速、心前区疼痛等一系列交感神经症状，X线片显示

71

颈椎有失稳或退行性变。椎动脉造影阴性。

（5）颈型颈椎病：也称局部型颈椎病，是指具有头、肩、颈、臂的疼痛及相应的压痛点，X线片上没有椎间隙狭窄等明显的退行性变，但可以有颈椎生理曲线的改变、椎体间不稳定及轻度骨质增生等变化。

（6）混合型颈椎病：出现以上2种及以上类型的症状。

（四）诊断检查

1. 体格检查

（1）前屈旋颈试验：令病人颈部前屈，嘱其向左右旋转活动。颈椎处出现疼痛，表明颈椎小关节有退行性变。

（2）压顶试验（椎间孔挤压试验）：令病人头偏向患侧，检查者左手掌放于病人头顶部，右手握拳轻叩左手背，则出现肢体放射性痛、麻木，表示力量向下传递到椎间孔变小，有根性损害。对根性疼痛厉害者，检查者用双手重叠放于头顶并向下加压，即可诱发或加剧症状。当病人头部处于中立位或后伸位时出现加压试验阳性，称为Jackson头试验阳性。

（3）臂丛牵拉试验：病人低头，检查者一手扶病人头颈部，另一手握患肢腕部，做相反方向推拉，看病人是否感到放射性痛或麻木，称为Eaten试验。如牵拉的同时再迫使患肢做内旋动作，则称为Eaten加强试验。

2. 辅助检查

（1）X线正位检查：观察有无寰枢关节脱位、齿状突骨折或缺失，第7颈椎横突有无过长，有无颈肋，钩椎关节及椎间隙有无增宽或变窄（侧位）。①曲度改变：颈椎生理曲度变直，生理前突消失或反弓。②异常活动度：在颈椎过伸过屈侧位X线片中，可以见到椎间盘的弹性有改变。③骨赘：椎体前后接近椎间盘的部位均可产生钙化。④椎间隙变窄：椎间盘可以因为髓核突出、椎间盘含水量减少发生纤维变性而变薄，表现在X线片上为椎间隙变窄。⑤半脱位及椎间孔变小：椎间盘变性以后，椎体间的稳定性减弱，椎体往往发生半脱位（滑椎）。⑥项韧带钙化：项韧带钙化是颈椎病的典型病变，摄脊椎左右斜位片，主要用来观察椎间孔的大小以及钩椎关节骨质增生的情况。

（2）肌电图检查：颈椎病的肌电图检查可提示神经根长期受压而发生变性，从而失去对所支配肌肉的抑制作用。

（3）CT检查：CT检查已用于诊断后纵韧带骨化、椎管狭窄、脊髓肿瘤等所致的椎管扩大或骨质破坏，测量骨质密度以估计骨质疏松的程度。此外，由于横断层图像可以清晰地显示硬膜鞘内外的软组织和蛛网膜下腔，故能正确地诊断椎间盘突出症、神经纤维瘤、脊髓或延髓的空洞症，对于颈椎病的诊断及鉴别诊断具有一定的价值。

（五）中医辨证

项痹是由于风、寒、湿等邪气闭阻项部经络，影响气血运行，导致颈项部强硬疼痛，上肢疼痛、重着、麻木等症状的一种疾病，现代医学称之为颈椎病。中医辨证如下。

（1）风寒痹阻证：颈、肩、上肢窜痛麻木，以痛为主，头有沉重感，颈部僵硬，活动不利，畏风寒，舌淡红，苔淡白，脉弦紧。

（2）气滞血瘀证：颈肩部及上肢刺痛，痛处固定，伴有肢体麻木，舌质暗，脉弦。

（3）肝肾亏虚证：眩晕头痛，耳鸣耳聋，失眠多梦，肢体麻木，面红目赤，舌红少津，脉弦。

另可合并气血亏虚证：头痛目眩，面色苍白，心悸气短，四肢麻木，倦怠乏力，舌淡苔少，脉细弱；痰湿阻络证：头晕目眩，头痛如裹，四肢麻木不仁，舌暗红，苔厚腻，脉弦滑。

（六）杵针治疗

1. 风寒痹阻证

【主症】颈强脊痛，肩臂酸楚，颈部活动受限，甚至手臂麻木发冷，遇寒加重，或伴形寒怕冷、全身酸楚。舌苔薄白或白腻，脉弦紧。

【治法】祛风活血，通络止痛。

【处方】百会八阵、风府八阵、大椎八阵，河车路脑户至大椎段，风池、合谷、列缺、肩井。

【手法】杵针用泻法，可加灸法。

【方义】外邪所犯，首当解表，故取百会八阵、风府八阵、大椎八阵，河车路脑户至大椎段以疏风解表、疏通经络，而止颈痛。风池可治诸颈项僵痛。合谷为手阳明经原穴，与手太阴经互为表里，有祛邪解表的作用。头项诸痛症可寻列缺。肩井通络止痛，调理气血。诸穴相配，表解而痛止。

【操作】先取百会八阵、风府八阵，用泻法依次施用七曜混元杵、五星三台杵、金刚杵行点叩手法 4～7 分钟、运转手法 6 分钟、开阖手法 5 分钟一个循环；再取河车路脑户至大椎段行分理手法 5 分钟；再取风府八阵、大椎八阵以七曜混元杵、金刚杵用泻法依次施用运转手法 4～7 分钟、开阖手法 5 分钟一个循环；最后风池、合谷、列缺和肩井施用七曜混元杵、五星三台杵、金刚杵以泻法点叩 3 分钟。

【时间及疗程】治疗时间共 4 周。第 1 周每天 1 次，1 次 30 分钟，每周 5 次，每周连续治疗 5 天，休息 2 天；第 2 周间隔 1 天治疗 1 次，1 次 30 分钟，共治疗 3 次，休息 2 天；第 3 周间隔 2 天治疗 1 次，1 次 30 分钟，共治疗 2 次；第 4 周间隔 3 天治疗 1 次，1 次 30 分钟，共 1 次。

【加减】颈项僵痛，不能侧转者，加后溪、天柱；颈项僵痛，牵扯肩部者，加肩髃、肩髎、肩贞、手五里。

2. 气滞血瘀证

【主症】颈项、肩臂疼痛，甚至放射至前臂，手指麻木，颈项僵直或肿胀，活动不利，肩胛冈上下窝及肩峰有压痛，舌质紫黯有瘀点，脉涩。

【治法】舒筋通络，活血止痛

【处方】风府八阵、大椎八阵，河车路风府至身柱段，风池、后溪、阳陵泉、列缺。

【手法】杵针用泻法或平补平泻法。

【方义】本证以劳伤血瘀痹阻经络为主，故用风府八阵、大椎八阵，河车路风府至身柱段以疏通经络、行气止痛、舒筋活络而缓解劳伤。后溪通于督脉，可治疗督脉经络循行诸症。阳陵泉为筋之合穴，故后溪与阳陵泉配合可治颈部劳伤。面头项诸痛症皆可寻列缺。

【操作】先取风府八阵、大椎八阵，用泻法依次施用七曜混元杵、五星三台杵、金刚杵行点叩手法 4～7 分钟、运转手法 6 分钟、开阖手法 5 分钟一个循环；再取河车路风府至身柱段行分理手法 5 分钟；再取风府八阵、大椎八阵以七曜混元杵、金刚杵用泻法依次施用运转手法 4～7 分钟、开阖手法 5 分钟一个循环；最后风池、后溪、阳陵泉和列缺施用七曜混元杵、五星三台杵、金刚杵以泻法点叩 3 分钟。

【时间及疗程】治疗时间共 4 周。第 1 周每天 1 次，1 次 30 分钟，每周 5 次，每周连续治疗 5 天，休息 2 天；第 2 周间隔 1 天治疗 1 次，1 次 30 分钟，共治疗 3 次，休息 2 天；第 3 周间隔 2 天治疗 1 次，1 次 30 分钟，共治疗 2 次；第 4 周隔天 1 次，1 次 30 分钟，共 1 次。

【加减】颈项僵痛，牵扯肩部者，加肩髃、肩髎、肩贞、手五里；背痛者，加身柱八阵。

3. 肝肾亏虚证

【主症】颈项、肩臂疼痛，四肢麻木乏力，伴头晕、眼花、耳鸣、腰膝酸软、遗精、月经不调，舌红少苔，脉细弱。

【治法】温补开肾，和络止痛。

【处方】百会八阵、至阳八阵、命门八阵、气海八阵；河车路风府至大椎段，命门至长强段；风池、合谷、列缺、三阴交、足三里。

【手法】杵针用补法，并可加灸法。

【方义】百会八阵以梳理脑部气血，通络止痛；至阳八阵、命门八阵、河车路大椎命门至长强段以调补脾胃，益气养血，温补肾阳，补益肾精。气海八阵能益下元，温补肾中阳气。三阴交为肝脾肾三阴经之交会穴，以养肝血，足三里以资生化之源。风池可治诸颈项僵痛。合谷为手阳明经原穴，与手太阴经互为表里，有祛邪解表的作用。头项诸痛症可寻列缺。诸穴配伍，补益肝肾，则壮筋骨，痛症自消。

【操作】先取百会八阵、至阳八阵、命门八阵及气海八阵用泻法依次施用七曜混元杵、五星三台杵、金刚杵行点叩手法4～7分钟、运转手法6分钟、开阖手法5分钟一个循环；再取河车路风府至大椎段行分理手法5分钟；再取至阳八阵、命门八阵及气海八阵以七曜混元杵、金刚杵用泻法依次施用运转手法4～7分钟、开阖手法5分钟一个循环；最后风池、合谷、列缺、三阴交及足三里施用七曜混元杵、五星三台杵、金刚杵以泻法点叩3分钟。

【时间及疗程】治疗时间共4周。第1周每天1次，1次30分钟，每周5次，每周连续治疗5天，休息2天；第2周间隔1天治疗1次，1次30分钟，共治疗3次，休息2天；第3周间隔2天治疗1次，1次30分钟，共治疗2次；第4周隔3天1次，1次30分钟，共1次。

【加减】阳气不足者，加膻中、关元八阵，以温阳益气；气血虚弱者，加中院八阵、中枢八阵，以益气养血；精血不足者，加太溪、涌泉，以补肾中之精血。

二、肩袖损伤

（一）定义

肩袖损伤指肩袖肌腱和肩峰下滑囊的创伤性炎症。

（二）流行病学

据统计，在肩部病变中，肩袖病变占大约 60％。Lehman 的尸体研究发现：小于 60 岁，肩袖全层撕裂发生率小于 6％；大于 60 岁，肩袖全层撕裂发生率大于 30％。部分撕裂的发生率是全层撕裂的 2 倍。

（三）病理生理

肩关节外侧肌肉可分为两层，外层为肥厚坚强的三角肌，内层是肩袖，两层肌肉之间有肩峰下滑囊。肩袖由冈上肌（外展肩关节）、肩胛下肌（内旋肩关节）、冈下肌和小圆肌（外旋肩关节）四块肌肉组成。其腱扁宽，部分腱纤维与肩关节囊交织，远端分别止于肱骨大、小结节，形似袖口样包裹，故名肩袖。肩袖的功能：在肩关节运动或静止状态时使肱骨头与肩盂保持稳定，使盂肱关节成为运动的轴心和支点，维持上臂各种姿势和完成各种运动。

肩袖损伤主要是由肩关节的长期反复旋转或超常范围的活动，导致肩袖肌腱和肩峰下滑囊受到肱骨头与肩峰或喙肩韧带的不断挤压、摩擦和牵扯所致。当肩关节外展尤其是略带内旋的情况下外展时，肩袖肌腱特别是冈上肌肌腱不断与肩峰发生摩擦及挤压。当外展至 60°～120°时，这种摩擦及挤压最为严重。而外展超过 120°以后，因肩胛骨随之上回旋，使冈上肌肌腱与肩峰间的距离增大，此种摩擦和挤压随之缓解或消失。肌腱的长期磨损可致变性，在肌腱发生变性的基础上再遭到外力作用，可发生肌腱撕裂。在日常运动中，乒乓球的扣杀和提拉动作、蝶泳和自由泳的动作等，都容易引起肩袖损伤。

（四）临床特征

1. 病史

多数病人有1次或多次外伤史。部分病人症状渐起，无明显损伤史。

2. 症状

急性肩袖损伤后，疼痛多在肩前外侧，可向斜方肌、上臂及前臂放射。肩关节活动受限，上举时症状加重，病人喜欢按特定的方式上举患臂以减轻疼痛。不少病人夜间疼痛加剧，肩关节连续伸屈运动时可有关节内摩擦音。病程3个月以上者可有冈上肌、三角肌萎缩。

3. 体征

（1）肩峰下间隙、大结节近侧压痛。

（2）疼痛弧征（＋）：主动或被动地使上臂外展至60°～120°或内外旋转时疼痛，但继续外展超过120°后或用力牵拉上臂后再开始外展时，疼痛常可缓解或消失。当上臂从180°上举位放下时，同样也在60°～120°位出现疼痛，小于60°后疼痛又缓解或消失，即出现疼痛弧征，这是肩袖损伤尤其是冈上肌损伤的重要征象。

（3）坠臂试验（＋）：被动抬高患臂至90°～120°，去支持后患臂坠落时出现肩部疼痛。

（4）撞击试验（Neer征）（＋）：前臂内旋、拇指向下时前举患侧肩部。

（5）疼痛撞击注射试验（＋）：肩峰下注射10mL利多卡因后再行撞击试验，症状缓解。这是鉴别肩袖损伤与其他肩关节疼痛的重要方法。

（五）诊断检查

应根据发病机制、临床表现，结合辅助诊断做动态分析。

（1）病史询问：受伤时间、致伤原因、致伤时情况等。

（2）体格检查：重点检查 Near 征、疼痛弧征，进行坠臂试验等。

（3）局部检查：肩袖损伤情况，有无瘀血、骨折等。重点观察呼吸、脉搏和血压变化。

（4）影像学检查：肩关节 X 线检查能帮助了解肩关节骨组织的病变情况，以排除由骨组织病变如肩锁关节骨疣、肩峰前方骨赘、肩峰形态异常等所产生的撞击症状。

肩关节造影时注入造影剂后拍肩关节正、侧位片。造影剂由损伤处溢入肩峰下滑囊有重要的诊断价值。

本病主要的影像学检查是肩关节 MRI 检查，它已成为肩关节软组织如肩袖、韧带、肌腱的病变的重要诊断手段。对于肩袖损伤病人，MRI 高信号，连续性中断，并提示损伤的程度、大小和残余肩袖组织的情况，诊断准确度可达 84%～100%。

（六）中医辨证

（1）寒湿痹阻证：初病时单侧或双侧肩部酸痛，并可向颈部和整个上肢放射，日轻夜重，患肢畏风寒，手指麻胀，肩关节不同程度僵直，手臂上举、外旋、后伸等动作均受限制。病情迁延日久，肩关节常可因寒湿凝滞、筋脉痹阻导致患肢发生肌肉萎缩。

（2）湿热痹阻证：初病时单侧或双侧肩部热痛，痛不可触，屈伸不利，局部灼热红肿，肩关节不同程度僵直，手臂上举、外旋、后伸等动作均受限制。病情迁延日久，肩关节常可因湿热痹阻、筋脉痹阻导致患肢发生肌肉萎缩。

（3）气滞血瘀证：初病时单侧或双侧肩部刺痛，痛不可触，日轻夜重，屈伸不利，肩关节不同程度僵直，手臂上举、外旋、后伸等动作均受限制。病情迁延日久，肩关节常可因气滞血瘀、筋脉痹阻导致患肢发生肌肉萎缩。

（七）杵针治疗

本病在治疗时，应排除肩关节结核、肿瘤等肩部疾病。经治疗，肩关节疼痛缓解、肿胀消失后，应坚持关节功能锻炼，由医生指导锻炼方法。

本病属于风寒湿痹的范围。风胜者多伤于筋，肩痛可牵涉项背手指；寒胜者多伤于骨，肩痛较剧，得热则舒；湿胜者多伤于肉，肩痛固定不移，局部肿胀拒按。

1. 寒湿痹阻证

【主症】见中医辨证（1）的相关内容。

【治法】祛风散寒，除湿通络，理气止痛。

【处方】大椎八阵，河车路脑户至大椎段，肩髃、肩贞、肩髎、曲池、外关。

【手法】杵针用平补平泻法，寒湿者可加灸法。

【操作】先取大椎八阵用平补平泻法依次施用七曜混元杵、五星三台杵、金刚杵行点叩手法 4～7 分钟、运转手法 6 分钟、开阖手法 5 分钟一个循环；再取河车路脑户至大椎段施以平补平泻法行分理手法 5 分钟；再取大椎八阵以七曜混元杵、金刚杵用平补平泻法依次施用运转手法 4～7 分钟、开阖手法 5 分钟一个循环；最后肩髃、肩贞、肩髎、曲池及外关施用七曜混元杵、五星三台杵、金刚杵以平补平泻法点叩 3 分钟。

【时间及疗程】治疗时间共 4 周。第 1 周每天 1 次，1 次 30 分钟，每周 5 次，每周连续治疗 5 天，休息 2 天；第 2 周间隔 1 天治疗 1 次，1 次 30 分钟，共治疗 3 次，休息 2 天；第 3 周间隔 2 天治疗 1 次，1 次 30 分钟，共治疗 2 次；第 4 周间隔 3 天治疗 1 次，1 次 30 分钟，共 1 次。

【方义】大椎八阵、河车路脑户至大椎段以疏经活络、理气止痛。肩髃、肩贞、肩髎为局部取穴，有祛风散寒、活血通络的作用。辅以远部取曲池、外关，以疏导阳明、少阳经气，可以除痹止痛。

2. 湿热痹阻证

【主症】见中医辨证（2）的相关内容。

【治法】清热利湿，活血通络，理气止痛。

【处方】大椎八阵，河车路脑户至大椎段，肩髃、肩贞、肩髎、曲池、合谷。

【手法】杵针用平补平泻法。

【操作】先取大椎八阵用泻法依次施用七曜混元杵、五星三台杵、金刚杵行点叩手法4～7分钟、运转手法6分钟、开阖手法5分钟一个循环；再取河车路脑户至大椎段施以平泻法行分理手法5分钟；再取大椎八阵以七曜混元杵用运转手法4～7分钟、开阖手法5分钟一个循环；最后肩髃、肩贞、肩髎、曲池及合谷施用七曜混元杵、五星三台杵点叩3分钟。

【时间及疗程】治疗时间共4周。第1周每天1次，1次30分钟，每周5次，每周连续治疗5天，休息2天；第2周间隔1天治疗1次，1次30分钟，共治疗3次，休息2天；第3周间隔2天治疗1次，1次30分钟，共治疗2次；第4周间隔3天治疗1次，1次30分钟，共1次。

【方义】大椎八阵、河车路脑户至大椎段以疏经活络、理气止痛。肩髃、肩贞、肩髎为局部取穴，有疏通经脉气血、活血通络的作用。辅以远部取曲池、合谷，以清热利湿，可以除痹止痛。

3. 气滞血瘀证

【主症】见中医辨证（3）的相关内容。

【治法】活血通络，理气止痛。

【处方】大椎八阵，河车路脑户至大椎段，肩髃、肩贞、肩髎、小海、合谷。

【手法】杵针用平补平泻法。

【操作】先取大椎八阵用平补平泻法依次施用七曜混元杵、五星三台杵、金刚杵行点叩手法 4~7 分钟、运转手法 6 分钟、开阖手法 5 分钟一个循环；再取河车路脑户至大椎段施以平补平泻法行分理手法 5 分钟；再取大椎八阵以七曜混元杵、金刚杵用平补平泻法依次施用运转手法 4~7 分钟、开阖手法 5 分钟一个循环；最后肩髃、肩贞、肩髎、小海及合谷施用七曜混元杵、五星三台杵、金刚杵以平补平泻法点叩 3 分钟。

【时间及疗程】治疗时间共 4 周。第 1 周每天 1 次，1 次 30 分钟，每周 5 次，每周连续治疗 5 天，休息 2 天；第 2 周间隔 1 天治疗 1 次，1 次 30 分钟，共治疗 3 次，休息 2 天；第 3 周间隔 2 天治疗 1 次，1 次 30 分钟，共治疗 2 次；第 4 周间隔 3 天治疗 1 次，1 次 30 分钟，共 1 次。

【方义】大椎八阵、河车路脑户至大椎段以疏经活络、理气止痛。肩髃、肩贞、肩髎为局部取穴，有疏通经脉气血、活血通络的作用。辅以远部取小海、合谷，以活血理气，可以除痹止痛。

【加减】肩内廉痛者，加尺泽、太渊；肩外廉痛者，加后溪、小海；肩前廉痛者，加合谷、列缺、阿是穴、大椎、风池、手三里、天宗等。

三、膝关节半月板损伤

膝关节是人体关节中最大、结构复杂、活动频率最高的关节，因此也是个人进行身体活动时十分容易受伤的关节之一。因创伤引起的膝关节损伤，可以发展为创伤性骨关节炎。在膝关节损伤病人中，56.8% 的损伤有成为终身性膝关节骨关节炎的风险，导致参与体育活动的能力受限。半月板具有传导载荷、吸收震荡、维持稳定、协助润滑关节以及感受本体感觉等功能。半月板在日常生活及体育运动中容易发生急性损伤和慢性损伤。半月板损伤可导致运动能力极大地下降，运动锻炼不能正常进行。因此，膝关节半月板损伤及其预防和治疗引起骨科及康复科医务人员、教练员和运动员的广泛关注。

（一）定义

膝关节半月板损伤是一种以膝关节局限性疼痛、部分病人有打软腿或膝关节交锁现象、股四头肌萎缩、膝关节间隙固定的局限性压痛为主要表现的疾病。膝关节半月板损伤多由扭转外力引起，当一腿承重，小腿固定在半屈曲、外展位时，身体及股部猛然内旋，内侧半月板在股骨髁与胫骨之间受到旋转压力，导致半月板撕裂。

（二）病理生理

膝关节半月板损伤的机制在于膝关节运动中引起的半月板的矛盾运动（矛盾性）以及膝关节运动中的突然变化（突然性）。膝关节的各种运动使半月板不断承受着传承载荷的垂直压力、向周缘移位的水平拉力和旋转时的剪式应力。当膝关节在屈曲$135°$左右强力外翻或内翻、旋内或旋外时，半月板的上面因粘住股骨踝部随之活动，下面与胫骨平台之间形式旋转摩擦剪力。若动作突然，力量很大，关节面之间对半月板的压力也加大。当旋转、碾锉力量超过了半月板所承受的极限时，即可引起半月板损伤。如篮球运动员的转身跳跃、铁饼运动员的旋转动作都是在瞬间完成的，具有强大的爆发力，易导致半月板损伤；足球运动中队员踢球时脚踢空，造成腿的突然过伸，半月板被挤于股骨与胫骨髁之间，或在两角之间形成反向牵拉，造成横裂或前角撕裂；在踢球时脚突然出现伸屈、旋转加外翻，内侧半月板被拉向中央，被凸出的股骨内踝所压，当膝关节继续伸直时，可造成纵裂或边缘撕裂；举重起身时，两膝外翻同时并膝，也易导致半月板损伤。但也有部分病人无明显外伤史，可能与半月板长期反复磨损或微小创伤有关。

膝关节半月板损伤病人多有膝关节突然旋转或跳跃落地时扭伤史，或有多次膝关节扭伤肿痛史。病人一般主诉关节一侧痛或后方痛，位置较固定。股四头肌力减弱，膝关节控制乏力。上楼时会突然发生伸直障碍。经别人或自己将患肢旋转摇摆后，突然弹响或弹跳，即可恢复。查体可见股四头肌萎缩，关节间隙压痛，压痛点局限固定。膝关节过伸过屈试验即可引起疼痛。多有膝关节内侧或外侧间隙压痛，如有积液，则关节肿胀，浮髌试验阳、研磨试验阳性、半月板重力试验阳性。膝关节 MRI 检查可提供影像学依据及具体损伤分度。

（三）临床特点

多数病人有明显外伤史。急性期膝关节有明显疼痛、肿胀和积液，关节屈伸活动障碍。急性期过后，肿胀和积液可自行消退，但活动时关节仍有疼痛，尤以上下楼、上下坡、下蹲起立、跑、跳时疼痛明显，严重者可跛行或有屈伸功能障碍，部分病人有关节交锁现象，或在膝关节屈伸时有弹响。

（四）诊断检查

（1）青少年和成年人多见，常有膝关节扭伤史；中老年人多无明显的暴力致伤史，以半月板组织退行性变为主。

（2）膝关节不同程度肿胀，内侧或外侧关节隙有固定痛点。伤膝功能受限，部分病人有关节弹响、打软腿和交锁现象。中老年病人常诉膝关节屈曲位负重关节痛，或下蹲关节痛，或无明显诱因出现关节屈伸不适感、膝关节内侧或外侧局部酸痛感。

（3）膝关节肿胀，膝内侧或外侧关节间隙压痛及突出，积液诱发试验和（或）浮髌试验阳性，麦氏征、摇摆试验阳性，鸭步试验阳性，股四头肌萎缩。

（4）影像学所见与临床表现基本符合。

（五）中医辨证

膝关节半月板损伤属于中医"筋伤""骨痹"范畴。中医认为肝藏血，主筋骨，肾主骨生髓，肝肾同源，筋骨相连。患处受伤后气滞血瘀，或阻于肌肉，或留于筋骨，久瘀而化热导致局部疼痛、肿胀，筋骨失养挛缩导致膝关节不稳、屈伸不利。膝关节半月板损伤的临床常见证型如下。

（1）气滞血瘀证：膝关节疼痛、肿胀明显，关节交锁不易解脱，局部压痛明显，动则痛甚。舌质暗红或有瘀斑，舌苔薄白，脉弦或弦涩。

（2）痰湿阻滞证：损伤日久或手术后膝关节屈伸受限。舌淡胖，苔腻，脉滑濡。

（3）肝肾亏虚证：无明显的外伤史，或轻微扭伤，肿痛较轻，静时反痛，或损伤日久，肌肉萎缩，膝软无力，弹响交锁频作。舌质红或淡，舌苔少，脉细或细数。

（六）杵针治疗

1. 气滞血瘀证

【主症】见中医辨证（1）的相关内容。

【治法】活血化瘀，行气止痛。

【处方】以犊鼻、梁丘、阳陵泉、膝阳关、曲泉、阴陵泉等局部取穴为主，痛处阿是穴、足三里为八阵穴。

【手法】杵针用泻法或平补平泻法。

【操作】先取阿是穴八阵用泻法依次施用点叩手法4~7分钟、运转手法6分钟、开阖手法5分钟一个循环；再取足三里八阵，用平补平泻法依次施用分理手法、运转手法4~7分钟，开阖手法5分钟一个循环；最后膈俞、血海、合谷、太冲以平补平泻法点叩3分钟。

【时间及疗程】治疗时间共4周。第1周每天1次、1次30

分钟，每周5次，每周连续治疗5天，休息2天；第2周间隔1天治疗1次，1次30分钟，共治疗3次，休息2天；第3周间隔2天治疗1次，1次30分钟，共治疗2次；第4周间隔3天治疗1次，1次30分钟，共1次。

【方义】膝关节半月板损伤取穴多在局部，以达到行气血、通经络的目的，故取足三里八阵、犊鼻、梁丘、阳陵泉、膝阳关、曲泉、阴陵泉以行气活血、疏通经络。

【加减】可取穴膈俞、血海、合谷、太冲，以疏肝理气、活血化瘀。

2. 痰湿阻滞证

【主症】见中医辨证（2）的相关内容。

【治法】健脾祛湿，化痰通络。

【处方】以犊鼻、梁丘、阳陵泉、膝阳关、曲泉、阴陵泉等局部取穴为主，足三里、痛处阿是穴为八阵穴。

【操作】先取阿是穴八阵用泻法依次施用点叩手法4~7分钟、运转手法6分钟、开阖手法5分钟一个循环；再取足三里八阵用平补平泻法依次施用分理手法、运转手法4~7分钟，开阖手法5分钟一个循环；最后足三里、脾俞、胃俞、丰隆、三阴交、阴陵泉以平补平泻法点叩3分钟。

【时间及疗程】治疗时间共4周，第1周每天1次，1次30分钟，每周5次，每周连续治疗5天，休息2天；第2周间隔1天治疗1次，1次30分钟，共治疗3次，休息2天；第3周间隔2天治疗1次，1次30分钟，共治疗2次；第4周间隔3天治疗1次，1次30分钟，共1次。

【方义】膝关节半月板损伤取穴多在局部，以达到行气血、通经络的目的，故取足三里八阵、犊鼻、梁丘、阳陵泉、膝阳关、曲泉、阴陵泉以行气活血、疏通经络。

【加减】可加足三里、脾俞、胃俞、丰隆、三阴交，以健脾利湿、化痰通络。

3. 肝肾亏虚证

【主症】见中医辨证（3）的相关内容。

【治法】滋补肝肾，强壮筋骨。

【处方】以犊鼻、梁丘、阳陵泉、膝阳关、曲泉、阴陵泉等局部取穴为主，足三里、痛处阿是穴为八阵穴。

【操作】先取阿是穴八阵用泻法依次施用点叩手法 4～7 分钟、运转手法 6 分钟、开阖手法 5 分钟一个循环；再取足三里八阵用平补平泻法依次施用分理手法、运转手法 4～7 分钟，开阖手法 5 分钟一个循环；最后命门八阵、关元、肝俞、肾俞、太溪、大钟以补法点叩 3 分钟，可加灸法。

【时间及疗程】治疗时间共 4 周。第 1 周每天 1 次，1 次 30 分钟，每周 5 次，每周连续治疗 5 天，休息 2 天；第 2 周间隔 1 天治疗 1 次，1 次 30 分钟，共治疗 3 次，休息 2 天；第 3 周间隔 2 天治疗 1 次，1 次 30 分钟，共治疗 2 次；第 4 周间隔 3 天治疗 1 次，1 次 30 分钟，共 1 次。

【方义】膝关节半月板损伤取穴多在局部，以达到行气血、通经络的目的，故取足三里八阵、犊鼻、梁丘、阳陵泉、膝阳关、曲泉、阴陵泉以行气活血、疏通经络。

【加减】可取穴命门八阵、关元、肝俞、肾俞、太溪、大钟，以补益肝肾、养血荣筋。

四、腰椎间盘突出症

（一）定义

腰椎间盘突出症：腰椎间盘纤维环及髓核退行性变，导致纤维环强度和髓核弹性降低，在腰椎间盘的外来应力（如跌扑）或内在应力（如腹内压升高或弯腰搬重物）升高时，已经退化的髓核从纤维环薄弱处突出或者脱出，直接压迫神经根、硬膜囊，或在局部产生炎症反应，刺激神经，造成腰、臀、下肢放射性疼痛，伴或不伴腰部畸形、下肢麻木、大小便失禁、下肢肌力减弱、生理反射减弱或消失。

（二）流行病学

我国人均寿命延长，人口加速老龄化，不良的生活习惯和工作习惯对人体造成损害，如长时间使用电脑、手机，长时间伏案工作等，对腰椎造成慢性损伤，进而导致腰椎间盘突出症发病率显著上升，给病人的身心健康带来严重的伤害，同时也给病人家庭及社会带来巨大的负担。在瑞典，轻体力劳动者中有53%发生过腰痛，重体力劳动者中有64%发生过腰痛，所有腰痛的35%最终发展成腰椎间盘突出症。另据统计，在我国骨科门诊就诊的下腰痛病人中，腰椎间盘突出症占10%～15%；而在住院的下腰痛病人中，腰椎间盘突出症占25%～40%。在运动员中，该病也有较高的发生率，多见于举重运动员、跨栏运动员、投掷运动员及体操运动员。约60%的病人有抬举重物或剧烈运动的外伤史。

（三）病理生理

腰椎间盘对于身体支撑负重、缓冲外力具有重要的作用，并且其应力对于终板生长起促进作用。随着年龄的增长或受其他因素影响，腰椎间盘含水量逐渐降低，弹性逐渐下降，抗应力作用逐渐减弱，变得易碎。并且腰椎是躯干活动的中轴干，下腰部活动范围大，承受的压力也较大，腰椎间盘纤维环在反复的屈伸、挤压、扭转等作用力下逐渐退行性变，其强度逐渐减弱，进一步发展则产生裂隙，当腰部受到长期的慢性作用力或突然的外来暴力时，已经退变的髓核碎裂，从纤维环裂隙处突出，压迫神经根或硬膜囊而产生疼痛，另外，纤维环破裂本身也产生疼痛。

此外，研究还发现，突出的腰椎间盘组织中肿瘤坏死因子α（TNFa）和白介素-1B阳性表达。上述物质在局部引起炎症反应，也是腰腿痛的重要病因。腰椎间盘的退行性变，可导致局部腰椎节段失稳、生物力学改变，从而使其周围相应的组织进行代偿性改变，如肌肉痉挛、前后纵韧带增生钙化、关节突关节增生钙化、椎体前后缘骨赘形成等。上述变化均是应对腰椎生物力学改变的代偿性改变，其有利有弊。好处是对腰椎的稳定有一定的积极作用，坏处是在局部产生慢性炎症，是产生疼痛的部分原因。失稳、疼痛、代偿等因素可形成一个疼痛恶性循环，使疼痛进行性加重。

（四）临床特征

腰椎间盘突出症主要表现为腰部或臀部、大腿后侧、小腿后外侧及足外侧放射性、电击样、烧灼样疼痛。疼痛通常分为根性坐骨神经痛和干性坐骨神经痛两种，临床上以根性坐骨神经痛多见。根性坐骨神经痛的病位在椎管内脊神经根处，主要表现为自腰部一侧臀部、大腿后侧、小腿后外侧至足背外侧放射，腰骶部、脊柱部有固定而明显的压痛、叩痛，小腿外侧、足背感觉减退，膝腱反射、跟腱反射减退或消失，咳嗽或打喷嚏等导致腹压增加时疼痛加重。严重者可伴腰部畸形、下肢麻木、大小便失禁、下肢肌力减弱、生理反射减弱或消失等。

（五）诊断检查

（1）病人具有长时间慢性腰痛病史，常伴有下肢放射性疼痛，根据突出位置，放射至不同的神经支配节段，Lasegue 征阳性。

（2）下腰部棘突间或棘突旁有明显压痛，有时按压压痛点可触发下肢放射性疼痛。

（3）小腿前外侧或后外侧受压神经支配区皮肤感觉异常，趾肌力减退，患侧跟腱反射减退或消失。

（4）影像学检查排除其他病变；明确腰椎间盘突出的节段、方向、性质，并明确症状和体征是否符合影像学表现。

（六）中医辨证

中医学认为腰部闪挫、劳损、外伤等可损伤筋脉，导致气血瘀滞，不通则痛。久居湿地，或涉水、冒雨，衣着单薄、汗出当风，风寒湿邪入侵，痹阻腰腿部，或湿热邪气浸淫，或湿浊郁久化热，或机体内蕴湿热，流注足太阳经脉、少阳经脉，均可导致腰腿痛。腰椎间盘突出症主要属足太阳经脉、足少阳经脉及经筋病症，根据临床表现、舌脉等，可以分为风寒湿痹证、瘀血痹痛证、肾虚腰痛证三个基本证型。

（七）杵针治疗

常规处理以消除炎症、缓解肌肉痉挛、脱水消肿等为主要手段，以达到减轻疼痛的目的。

1. 风寒湿痹证

【主症】腰部冷痛重着，转侧不利，迁延缠绵。腰部有受寒史，天气变化或阴雨风冷时加重，腰部、腿部冷痛重着、酸麻，或拘挛不可俯仰，或疼痛连及下肢。喜暖喜按，活动后疼痛减轻。舌苔白腻，脉沉缓或迟沉。

【治法】温经散寒，祛湿止痛。

【处方】命门八阵，河车路命门至长强段，委中、昆仑。

【手法】杵针用泻法，可加灸法。

【操作】用金刚杵的杵尖在命门八阵行开阖手法5～7分钟，用五星三台杵的杵尖在命门八阵及河车路命门至长强段行点叩手法5～7分钟，用七曜混元杵的杵尖在河车路命门至长强段行分理手法5～7分钟，用金刚杵的杵柄在命门八阵及河车路（命门至长强段）行运转手法5～7分钟，用奎星笔的杵尖在委中、昆仑行开阖手法5~7分钟。

【时间及疗程】治疗时间共4周，第1周每天1次，1次30分钟，每周5次，每周连续治疗5天，休息2天；第2周间隔1天治疗1次，1次30分钟，共治疗3次，休息2天；第3周间隔2天治疗1次，1次30分钟，共治疗2次；第4周间隔3天治疗1次，1次30分钟，共1次。

【方义】腰为肾之府，故用命门八阵、河车路命强段以温肾助阳、温经散寒。委中疏通足太阳经经气，为治疗腰背疼痛之要穴。昆仑为足太阳膀胱经之腧穴，有温经散寒、祛湿止痛的功效。

【加减】寒湿重者，可加阳陵泉、丰隆。

2. 瘀血痹痛证

【主症】腰部痛有定处，痛处拒按，腰痛不能转侧，腰痛如刺，触之僵硬或牵掣痛。舌质紫暗有瘀点，脉涩。

【治法】舒筋通络，活血化瘀。

【处方】命门八阵、腰俞八阵（河车路至阳至长强段），委中、膈俞。

【手法】杵针用泻法，或平补平泻法。

【操作】用金刚杵的杵尖在命门八阵、腰俞八阵行开阖手法5分钟，用五星三台杵的杵尖在河车路至阳至长强段行点叩手法5~7分钟，用七曜混元杵的杵尖在河车路至阳至长强段行分理手法5~7分钟，用金刚杵的杵柄在命门八阵、腰俞八阵、河车路至阳至长强段行运转手法5~7分钟，用奎星笔的杵尖在委中、膈俞行开阖手法5分钟。

【时间及疗程】治疗时间共4周。第1周每天1次，1次30分钟，每周5次，每周连续治疗5天，休息2天；第2周间隔1天治疗1次，1次30分钟，共治疗3次，休息2天；第3周间隔2天治疗1次，1次30分钟，共治疗2次；第4周间隔3天治疗

1次，1次30分钟，共1次。

【方义】命门八阵、腰俞八阵、河车路至阳至长强段以行气活血、化瘀通络、理气止痛。膈俞可以活血散瘀。委中祛瘀止痛。诸穴配伍，气行瘀化，经络通利，腰痛自止。

【加减】阳气不足者，加膻中、关元八阵，以温阳益气。

3. 肾虚腰痛证

【主症】起病缓慢，腰痛绵绵，以酸软为主，喜按喜揉，腰腿无力，劳则痛甚。若伴有面色㿠白，神疲肢冷，滑精，舌淡，脉沉细，为阳虚。若伴有心烦失眠，五心烦热，舌红少苔，脉细数，则为阴虚。

【治法】补益肾气。肾阳虚者，温肾助阳；肾阴虚者，滋阴补肾。

【处方】命门八阵、关元八阵，河车路至阳至长强段，太溪、委中。

【手法】杵针用补法，肾阳虚者可加灸法。

【操作】用金刚杵的杵尖在命门八阵、关元八阵行开阖手法5～7分钟，用五星三台杵的杵尖在河车路至阳至长强段行点叩手法5～7分钟，用七曜混元杵的杵尖在河车路至阳至长强段行分理手法5～7分钟，用金刚杵的杵柄在命门八阵、关元八阵、河车路至阳至长强段行运转手法5～7分钟，用奎星笔的杵尖在太溪、委中行开阖手法5～7分钟。

【时间及疗程】治疗时间共4周。第1周每天1次，1次30分钟，每周5次，每周连续治疗5天，休息2天；第2周间隔1天治疗1次，1次30分钟，共治疗3次，休息2天；第3周间隔2天治疗1次，1次30分钟，共治疗2次；第4周间隔3天治疗1次，1次30分钟，共1次。

【方义】命门八阵、河车路至阳至长强段补益肾气；关元八阵温补肾气；太溪穴为肾经"原穴"，有滋阴清热之功，以治疗肾阴虚之腰痛，若该穴用灸法则可温肾助阳，以治肾阳虚之腰痛。委中疏通足太阳膀胱经经气，为治腰背痛之要穴。

【加减】气血虚弱者，加中院八阵、中枢八阵以益气养血。

第四章 其他中医特色康复适宜技术

中医特色康复适宜技术通常是指安全有效、成本低廉、简便易学的中医药技术，是祖国传统医学的重要组成部分。其历史悠久、内容丰富、应用广泛、疗效显著，具有"简、便、效、廉"的特点，受到群众的好评。

第一节 中医特色康复适宜技术分类

一、针法类

针是指针刺，是一种利用各种针具刺激穴位来治疗疾病的方法。常用体针、头针、耳针、足针、梅花针、火针、电针、穴位注射、小针刀、浮针疗法等。传统医学对疑难病常针罐齐施、针药并用、内外同治，以获得最佳疗效。针灸疗法，重在得气，得气方法，提插捻转，虚实分清，补泻适宜。

二、灸法类

灸是指艾灸，艾灸疗法简称灸法，是运用艾绒或其他药物点燃后直接或间接在体表穴位上熏蒸、温熨，借灸火的热力以及药物的作用，通过经络传导，起到温通气血、疏通经络、调和阴阳、扶正祛邪、行气活血、驱寒逐湿、消肿散结等作用，达到防病治病目的的一种治法。艾灸某些穴位（如足三里、三阴交、神阙等）也有预防保健的作用。

三、手法类

手法类主要包括推拿疗法、整脊疗法、捏脊疗法、拨筋疗法、点穴疗法等。

四、中医外治疗法

中医外治疗法包括刮痧疗法、灌肠疗法、火罐疗法、熏洗疗法、药浴疗法、外敷疗法、膏药疗法、中药蜡疗等。

五、中医运动疗法

中医运动疗法是以中医基础理论为核心，以整体观念和辨证论治为特点，以动静结合运动模式为特色的中医传统技法，通过外动内静、动中求静的仿生运动模式起到提高运动能力、防病治病的作用。

第二节　临床常用的中医特色康复适宜技术

一、浮针疗法

浮针疗法是用一次性的浮针等针具在局限性病痛的周围皮下浅筋膜进行扫散等针刺活动的针刺疗法，是传统针灸学和现代医学相结合的产物，其在继承和发扬古代针灸学术思想、宝贵实践经验的基础上，结合现代医学，尤其是现代针刺研究的成果。浮针疗法具有适应证广、疗效快捷确切、操作方便、经济安全、无副作用等优点，适用于临床各科，特别适用于疼痛的治疗。

（一）浮针疗法的特点

1. 操作特点

（1）针尖必须直对病灶。

（2）针体在水平运动。

（3）均匀、柔和、反复的扫散动作。

（4）留针时间长。

（5）在操作时必须聚精会神。

2. 疗效特点

（1）浮针疗法主要用于治疗各种疾病引起的痛症，同时对感觉麻木、胀满等感觉异常的病症也有较好的疗效。

（2）起效快捷，治疗疼痛时，进针完毕即可收效。

（3）留针时能保持这种疗效，留针达到一定的时间，起针后疗效也能维持。

（4）安全，不但没有药物治疗的毒副作用，甚至因为针体仅在皮下疏松结缔组织，传统针灸引起的断针、弯针、滞针现象不复存在，晕针也比传统针刺疗法更少发生。

（5）对软组织伤痛等，有较好的远期疗效。但对恶性肿瘤引起的疼痛，远期疗效不是很理想，然而也不失为一种很好的止痛方法。

（6）因为留针期间病人可以自由活动，可以回家，不需要像传统针灸疗法那样在治疗床或椅上留针，所以治疗场所的空间利用率较高。

（7）费用低。采用浮针疗法治疗次数较少，虽然一次的治疗费用要比传统针灸疗法多，但总体上节省了费用。

（8）因为操作时间短，浮针疗法的操作对室内的温度要求较低，在寒冷的天气里比传统针灸有优势。

（二）进针点的选择

进针点的选择关系到进针顺利与否和疗效的好坏。在选择进针点的过程中要注意以下几点：

（1）小范围病痛进针点近，大范围、多痛点的进针点远。

（2）多数情况下，选择在病痛部位上、下、左、右处，特殊的如在肋间，不必拘泥于上、下、左、右，可以斜取进针点。

（3）避开皮肤上的瘢痕、结节、破损、凹陷、突起等处，尽量避开浅表血管，以免针刺时出血。

（4）进针点与病痛处之间尽量不要有关节，否则效果相对较差。

（三）针刺操作

1. 进针和运针

操作分两步进行，第一步是进针，第二步是运针。

第一步：进针时局部皮肤要松紧适度，临床上一般用右手持针操作，主要是以拇指、食指、中指三指挟持针柄，状如斜持毛笔。初学者可以用左手拇指、食指挟持辅助针身，采用类似毫针刺法中的挟持进针法。熟练者可以直接斜刺入皮。进针发力时针尖搁置于皮肤上，不要离开皮肤。进针时针体与皮肤成 $15°\sim25°$ 角刺入，用力要适中，透皮速度要快，不要刺入太深，略达肌层即可，然后松开左手，右手轻轻提拉，以便针身离开肌层，退于皮下，再放倒针身，做好运针准备。

第二步：运针是指针入皮下后到针刺完毕之间的一段操作过程。运针时，单用右手，沿皮下向前推进。推进时稍稍提起，使针尖勿深入。运针时可见皮肤呈线状隆起。在整个运针过程中，右手感觉松软易进，病人没有酸胀麻等感觉，不然就是针刺太深或太浅。运针角度一般在 $25°\sim35°$。对范围大、病程长的病痛，运针可深，反之则浅。

扫散动作：以进针点为支点，手握针座，便于针尖做扇形运动。扫散动作是浮针疗法区别于以往所有疗法的重要特色，对临床疗效有着显而易见的影响。操作时以右手中指抵住病人皮肤，使针座微微脱离皮肤，医者稍稍平抬浮针，使埋藏于皮下的针体微微隆起皮肤。操作时要柔和、有节律，操作时间和次数视病痛的情况而定。也就是说，如果疼痛已经消失或不再减轻，则停止做此动作。扫散动作是浮针疗法的核心，另外一手一定要密切配合，使进针点和病痛处之间的范围完全放松。扫散动作时间一般为 2 分钟，次数为 200 次左右。如果扫散后，疼痛依旧存在，可再选更靠近病痛点的进针点，重新进针。进针完毕，抽出针芯弃于安全处，务必放于人不易触摸的地方，防止刺伤。然后把胶布贴附于针座，以固定留于皮下的软套管。在进针点处，可用一个小干棉球盖住针孔，再用胶布贴附，以防感染。

需要特别注意的是，浮针疗法对针刺的方向要求较为严格。针尖必须由远而近地直对病痛部位，若有偏差效果不佳。如果由近而远地反方向对着病痛部位，效果更不理想。

2. 留针和出针

留针的目的是保持镇痛效应。临床上常常发现运针完毕疼痛即减或消失。也就是说，浮针疗法有较好的即刻疗效，但是若随即起针，病痛会复发。留针可维持即刻疗效。在留针时多用胶布贴敷，把软套管的针座固定于皮肤表面即可，为安全起见，进针点处可用消毒干棉球覆盖一薄层后用胶布贴敷。若是病人对针座放置于皮肤上反应过敏，可以在其间铺置薄层棉垫。留针时间要根据天气情况、病人反应和病情决定。若气候炎热，易出汗，或病人因为胶布过敏等因素造成针孔口或局部皮肤瘙痒，留针时间不宜过长。若气候凉爽，不易出汗，病人没有不适感，留针时间可长一些。

（四）注意事项

（1）留针期间勿打湿针刺局部，防止感染。

（2）留针期间不要剧烈运动。

（3）局部有异常感觉时，大多为胶布过敏所致，医生可用其他类型的物件固定，如止血贴等。

（4）若因为针体移动，引起局部刺痛，旁边没有医生，可自行起针。

（5）告知病人起针时可能有少量出血。

二、热敏灸疗法

热敏灸疗法是采用艾条悬灸热敏化的腧穴，激发喜热、透热、扩热、传热、局部不（微）热远部热、表面不（微）热深部热、非热感等热敏灸感或经气传导，并施以个体化的饱和消敏灸量，从而提高艾灸疗效的一种新疗法。近代针灸学著作《灸绳》中首先提出"热敏灸"的概念。当照至敏感点时，每见火焰下沉，而局部之热感亦向深部窜透。或用艾条点燃慢慢熏烤，当熏至热敏点时，亦可使热感向内深透，或向远方传布。江西省中医院陈日新教授在以往研究的基础上，对腧穴热敏化进行大量观察并广泛应用于临床，提出腧穴热敏化悬灸疗法。

（一）腧穴热敏化现象

（1）透热：灸热从施灸点皮肤表面直接向深部组织穿透，甚至直达胸腹腔脏器。

（2）扩热：灸热以施灸点为中心向周围扩散。

（3）传热：灸热从施灸点开始循经脉路线向远部传导，甚至达病灶所在。

（4）局部不（微）热远部热：施灸局部不（微）热，而远离施灸部位的病灶所在处或其他部位感觉甚热。

（5）表面不（微）热深部热：施灸部位的皮肤表面不（微）热，而皮肤下深部组织甚至胸腹腔脏器感觉甚热。

（6）产生其他非热感觉：施灸（悬灸）部位或远离施灸部位产生酸、胀、压、重、痛、麻、冷等非热感觉。

（二）腧穴热敏化的分布规律

腧穴热敏化有其自身的分布规律。

（1）面瘫多在翳风、下关、颊车、太阳、神阙、手三里、足三里出现热敏化。

（2）感冒多在风池、风府、大椎、肺俞、太阳穴和上印堂出现热敏化。

（3）慢性支气管炎、支气管哮喘多在风门、肺俞、至阳、次髎、命门、肾俞、脾俞出现热敏化。

（4）消化性溃疡多在中脘、脾俞、肝俞、阳陵泉、足三里出现热敏化。

（5）肠易激综合征多在上星、神阙、大肠俞、足三里、三阴交出现热敏化。

（6）便秘多在次髎、大肠俞、大横、迎香、上巨虚出现热敏化。

（7）原发性痛经多在关元、中极、子宫、次髎、三阴交出现热敏化。

（8）盆腔炎多在三阴交、次髎、大肠俞、关元、子宫出现热敏化。

（9）中风多在百会、曲池、风市、血海、阳陵泉出现热敏化。

（10）颈椎病多在百会、大椎、风池、颈夹脊、肩井出现热敏化。

（11）过敏性鼻炎多在大椎、肺俞、上印堂、神阙、肾俞出现热敏化。

（12）腰椎间盘突出症多在至阳、腰阳关、大肠俞、关元俞、委中、委阳、阳陵泉、昆仑穴出现热敏化。

（13）增生性膝关节炎多在内外膝眼穴、血海、梁丘、肾俞出现热敏化。

（14）荨麻疹多在肺俞、至阳、神阙、阴陵泉、曲池出现热敏化。

（三）灸法操作

灸法操作与常规艾条灸法操作相同，包括回旋灸、雀啄灸、温和灸，另外还可采用循经往返灸，即用点燃的纯艾条在病人体表距离皮肤 3cm 左右沿经络循行往返，匀速移动施灸，以病人感觉施灸路线温热为度。循经往返灸有利于疏导经络，激发经气，临床操作时间为 2~3 分钟。

（四）取穴原则

（1）先选强敏化腧穴，后选弱敏化腧穴。

（2）先选躯干部腧穴，后选四肢部腧穴。

（3）先选近心部腧穴，后选远心部腧穴。

（4）远近搭配，左右搭配，前后搭配。

（五）适应证

（1）痛症：肌筋膜疼痛综合征、软组织损伤、颈肩腰腿痛、骨性关节炎等。

（2）神经系统病症：中风偏瘫、面瘫、面肌痉挛、三叉神经痛等。

（3）肺系疾病：过敏性鼻炎、慢性支气管炎、支气管哮喘等。

（4）消化系统病症：功能性消化不良、胃肠动力障碍、腹痛、腹泻等。

（5）生殖系统病症：痛经、月经不调、盆腔炎、性功能障碍等。

（6）其他疾病，如风湿性关节炎、慢性疲劳综合征等。

（六）临床应用举例

1. 面瘫

（1）适应证：适用于急性期、恢复期及后遗症期以口眼㖞斜为主症者。

（2）主穴：主要于热敏高发部位翳风、阳白、下关、颧髎、颊车、大椎、足三里、手三里、合谷附近进行热敏探查。

（3）操作方法：运用回旋灸温热施灸部位的气血，然后循经往返灸疏通经络，激发经气，雀啄灸进一步加强局部热敏化。确定热敏点，做好标记。最后于局部温和灸进一步激发经气，直至热敏灸感消失。

2. 感冒

（1）适应证：适用于感冒表现为鼻塞流涕、喷嚏、头痛头晕、全身酸痛等症状者，可伴有发热或不发热。

（2）主穴：主要于热敏高发部位印堂、太阳、风池、丰富、大椎、至阳、腰阳关等穴位附近进行热敏探查。

（3）操作方法：运用回旋灸温热施灸部位的气血，然后循经往返灸疏通经络，激发经气，雀啄灸进一步加强局部敏化。确定热敏点，做好标记。最后于局部温和灸进一步激发经气，直至热敏灸感消失。

（七）禁忌证

（1）感觉障碍、语言障碍、听觉障碍、肿瘤晚期、出血性脑血管病急性期、大量失血、结核病、过饥、过饱、过劳、酒醉等情况。

（2）对于证属实热及阴虚发热者，一般不宜施灸。

（3）神志障碍、婴幼儿及孕妇腰骶部和腹部不宜施灸。

三、小针刀疗法

小针刀疗法是现在疼痛治疗的常用方法之一，它是在中医针灸理论和现代医学理论的基础上，根据生物力学的观点，用于治疗由慢性软组织损伤等所引起的疼痛性疾病的一种方法。小针刀疗法具有见效快、方法简单、经济实用等特点。小针刀疗法具有现代医学微创技术的特点，与中医治疗技术（中医针刺疗法）完美结合。

小针刀实物见图 4-1。

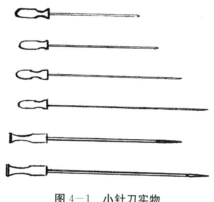

图 4-1　小针刀实物

（一）适应证

滑囊炎，腱鞘炎，部分骨刺，部分神经卡压综合征，各种由软组织炎症引起的粘连、挛缩、瘢痕、结节外伤性肌痉挛和肌紧张，骨干骨折畸形愈合、减压等。

（二）常规操作步骤

（1）常规物品准备：手套、碘伏、棉签、无菌敷贴、小针刀、记号笔等。

（2）药品准备：利多卡因、生理盐水、地塞米松、维生素 B_{12} 等。

（3）操作：根据施术部位，选择合适的体位，如颈部、背部施术，取俯卧位，上肢施术，取坐位或卧位，足跟施术，取俯卧位。常规消毒、铺巾，可先做局部麻醉或注射消炎镇痛复合液，同时探测进针深度，并在小针刀上做深度标记，左手定点、定向，加压分离（或捏起），右手持小针刀刺入，刺入时应迅速、准确，刺入一定深度或抵骨质达靶目标后，行疏通剥离（纵行、横向）等手法。治疗结束后出针时，应注意按压针孔，消毒，贴无菌贴，并以平卧位观察时许。

小针刀握持姿势见图 4-2。

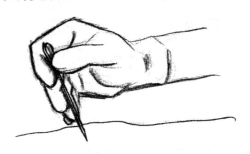

图 4-2　小针刀握持姿势

（三）进针步骤

（1）定位：在明确病变性质、部位以及相关的解剖结构后，确定进针点。正确定位是取得良好疗效的基础。

（2）定向：刀柄（刀刃）的方向与该处的神经、血管、韧带、肌纤维等走向一致，以避免神经、血管和重要脏器的损伤。

（3）刺入：当压力达到一定程度，感到比较坚硬时，说明已接近骨质，稍加用力即可使针刀刺入。此时针体周围软组织即恢复原状，神经、血管、韧带、肌纤维等处在针刀的两侧，然后便可根据需要进行各种手术治疗。

（四）运行

小针刀的运行实际上是以中医针灸理论为基础，发挥针灸协调阴阳、扶正祛邪、疏通经络、调理气血等作用，通过各种手法的运用，来达到止痛的目的。由于小针刀相对于针灸针来说较粗，同样的手法作用，小针刀的刺激强度就大很多。因此小针刀在发挥针灸的功效时，效能也同样大很多。

（1）提插法：小针刀在穴位由皮肤进入体内后，到达靶目标时由深层组织提到浅层组织，再由浅层组织插向深层组织，这样来回重复操作的手法被称作提插法。提插法所产生的刺激强度取决于提插的频率、幅度和力度。对于体质较好的实证病人，提插的频率、幅度和力度应大一点；对于体质较差的虚症病人，提插的频率、幅度和力度应小一点。

（2）纵运法：在小针刀进行提插的同时，按经络走行的方向平行运行小针刀数次，这样可增强针感及刺激强度。

（3）横运法：在小针刀进行提插的同时，按经络走行的方向垂直运行小针刀数次，常用于留针前和出针前，以增强刺激效果。

（4）留针：在运行不同针法后，将小针刀留置于相应的穴位内，持续一段时间后再将小针刀拔出，以加强治疗的效果。

（五）常见病的小针刀治疗

1. 屈指肌腱腱鞘炎的小针刀治疗

屈指肌腱腱鞘炎由手指屈伸频繁，肌腱和腱鞘摩擦劳损而导致，以拇指腱鞘炎和食指腱鞘炎最为常见。小针刀治疗时病人的患侧手掌掌心向上平放于治疗台上，在患指掌侧指横纹触到索状、块状结节或压痛点处即为小针刀进针点。可行局部麻醉，经严格消毒后，在进针点处针体和掌面成 90°角，刀口线与屈指肌腱平行刺入，深度达骨面。先行切开剥离，再做纵行或横行剥离。若有硬结或条索，可将其切开。术后将手指过度掌屈背屈 2～3 次。一般治疗 1～2 次即可治愈。

注意事项：进针点大多位于掌指关节的掌面横纹处，刀刃可移动到指骨两边缘，但不可刺入手指两边的软组织中，因手指的血管、神经均位于指骨两侧。术后为预防感染可适当口服抗生素。

2. 肱骨外上髁炎的小针刀治疗

肱骨外上髁炎俗称网球肘，是长期需用力做手和腕部活动职业者的常见病和多发病，发生部位在伸肌总腱附着处。主要诊断依据为肱骨外上髁处及其前下方可有局限性压痛，压痛可向前臂或肩部放射。病人酸胀不适，旋臂屈腕试验（Mill 征）和腕背伸抗阻试验（Cozen 征）多为阳性。不能做握拳、旋转前臂等动作，如端水、拧毛巾等，严重者握在手中的物品会自行滑落。在行小针刀治疗时，病人取坐位，将肘关节屈曲 $90°$，平放于治疗台上，前臂置于中立位，便于肱骨外上髁的显露。常规消毒后铺巾，可先行阻滞，阻滞时进针要快速准确，达肱骨外上髁或其前下方，病人有酸胀感，并可放射到前臂外侧甚至手指，注入镇痛液。小针刀刀刃线平行于肌纤维刺入，先行纵行疏通剥离，再用切开剥离法数次，刀下粘连组织有疏松感即可出针（图 4-3）。出针后压迫针孔数分钟，至不出血为止。一周后未愈可再做一次治疗，一般一次可治愈，最多不超过三次。此外，还可使用痛点局部阻滞、非甾体类药物口服、外用红花油、理疗等方法协助治疗。病情严重者亦可采用手术治疗。

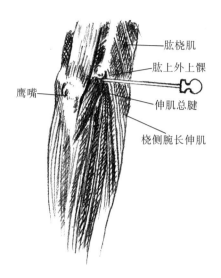

图 4-3 肱骨外上髁炎的小针刀治疗

注意事项：在治疗肱骨外上髁炎的同时，一定要强调注意休息，避免患臂的伸屈动作，必要时可采用小夹板固定。避免受凉受潮。术后为预防感染可适当口服抗生素。

3. 跟骨刺的小针刀治疗

跟骨刺是临床上的常见病、多发病，又是治疗上的疑难病。其主要诊断依据为足跟痛，休息可缓解，但再次行走时疼痛加重，行走一段时间后疼痛可减轻。劳累、受凉后可加重疼痛。X线检查示跟骨结节处或跟骨结节前方有鸟嘴样骨刺形成。使用小针刀治疗时，让病人取俯卧位，踝关节前缘垫一枕头，足跟向上，垫稳。在压痛最明显处（骨刺的尖部）可先行局部阻滞，进针刀时刀口线与足纵轴垂直，针体和足跟底的平面大约成 60°角，进针刀深度达骨刺尖部，做横行切开剥离，3~4 次即可出针。出针后再用手法使足部过度背伸数次以达到增强治疗效果的目的。

注意事项：切开剥离的位置一定要在骨刺尖部，并尽可能将骨刺尖部的顶部磨平，但不可将骨刺铲掉，以免损伤韧带、血管、神经等。同时注意预防感染。

4. 项韧带劳损的小针刀治疗

项韧带劳损大多数由长期颈项部不良姿势导致的积累性劳损所引起，病人有长期低头工作、高枕睡眠等不良姿势引起的劳损史等。项韧带分布区或附着点处有压痛点，过度前屈、后伸均可引起颈项部疼痛加剧。病变部位处项韧带紧张，可有条索感，有钙化者可触及硬块，拇指触诊常有弹响声，也有项韧带上虽有钙化点但无症状者。项韧带损伤严重者也可引起部分颈椎的骨质增生。X线片可显示为正常颈椎平片，有钙化者可见钙化影。小针刀治疗时，病人取坐位，颈部前屈，头部固定，寻找敏感的压痛点并做好标记，常规消毒后可注射局部麻醉药或消炎镇痛液。小针刀的刀刃与棘突的连线平行，垂直颈部皮肤快速刺入，到达靶目标项韧带时，纵行剥离数刀，然后再横行铲剥数刀（图4-4）。有项韧带钙化者，应将钙化灶切碎。如病变部位在枕骨隆凸下缘，小针刀进针时一定要使针体与枕骨下缘骨平面垂直，以免刺入枕骨大孔。

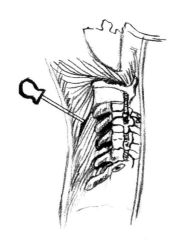

图4-4　项韧带的小针刀治疗

注意事项：在用小针刀治疗项韧带疾病时，由于颈部解剖复杂且危险，切记要熟练掌握解剖知识及具有一定的小针刀使用经验。注意剃除手术部位的毛发，以免引起感染。

5. 肩关节周围炎的小针刀治疗

肩关节周围炎简称肩周炎，多发生于50岁左右的中年人，故又称"五十肩"。由于肩部软组织退行性变，肩关节周围软组织产生慢性炎症、粘连，引起以肩关节周围疼痛、活动受限为主要症状的症候群。疼痛夜间加重，影响睡眠。肩关节活动受限，周围的压痛点较为固定，大小结节、结节间沟、喙突等处压痛最为明显，其次为肩峰下、三角肌止点、肩胛上神经投影处、四边孔投影处等。疼痛可向前臂或颈项部放射。疼痛亦可累及肱桡滑囊。压痛明显处可触及结节或条索。肩周炎采用小针刀治疗时，病人取坐位，暴露患侧肩部，上肢自然下垂，另外一侧上肢可支撑住身体，定位痛点，分别行常规消毒、铺巾，可先行痛点阻滞，后行小针刀治疗，疏剥粘连，切碎结节或条索等（图4-5）。在行大小结节、结节间沟处小针刀治疗时，针刀刃一定要平行于肌腱。

冈上肌治疗时注意勿损伤肩胛上神经及臂丛神经。四边孔治疗时注意勿损伤腋神经和臂丛神经。进针较深时注意避免损伤胸膜等。

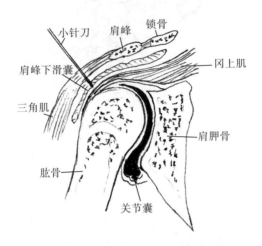

图4-5　肩关节周围炎的小针刀治疗

注意事项：肩周炎在行小针刀治疗时，结节、挛缩的肌纤维不可一次切断太多，以免造成术后疼痛加剧，病人难以忍受甚至恐慌。因此，在术前应向病人做必要的解释，并辅以适当的镇痛药物。此外，肩周炎病人在行小针刀治疗的同时，也应该加强体育锻炼和保暖。

6. 第3腰椎横突综合征的小针刀治疗

第3腰椎横突综合征是比较常见的腰痛病，由第3腰椎横突过长，活动幅度过大引起。疾病开始时病人腰部感到酸胀、疼痛，不能弯腰工作，站立不能持久，休息可缓解。痛重者，腰部疼痛可扩散至臀部、大腿内侧甚至小腿。疼痛程度也受温度、湿度甚至气候等因素影响。在发作期和缓解期均可用小针刀治疗。采用小针刀治疗时病人采取俯卧位，腹下垫薄枕，常规消毒后铺巾，左手拇指定位在第3腰椎横突尖部（压痛点处），右手握持小针刀。以刀刃线和人体纵轴线平行刺入（图4－6），当小针刀刀刃到达骨面时，用横行剥离法，感觉肌肉和骨尖之间有松动感就出针，以棉球压迫针孔片刻。为减轻疼痛，增强治疗效果，对有些病人在使用小针刀前可给予局部麻醉或消炎镇痛液，此外，还可给予物理治疗、非甾体类药物及肌松药等。

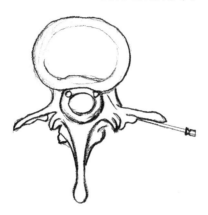

图4－6　第3腰椎横突综合征的小针刀治疗

注意事项：治疗时应注意小针刀刀刃不能离开骨面，以免误入腹腔，损伤周围神经、血管甚至脏器等。症状轻者可不使用消炎镇痛液，疗效一般可靠。术后告诉病人适当活动，注意保暖等。

（六）禁忌证

小针刀虽然具有见效快、方法简单等优点，但在使用时也应该注意其禁忌证，并严格掌握。其禁忌证如下：

（1）病变部位或全身有感染、发热。

（2）病变部位有重要的血管、神经或脏器等难以避开。

（3）出血、凝血功能异常。

（4）重要脏器疾病的发作期，如心肌梗死。

（5）诊断不明确以及不能合作者。

（6）医生未掌握局部解剖知识和针刀技术要领。

（7）体质虚弱、高血压、冠心病、晚期肿瘤病人等。

此外，对于老年病人、极度恐惧的病人以及对治疗效果怀有疑虑的病人，均应该慎用小针刀治疗。对于易感染病人，术后可预防性地给予抗生素治疗。

四、针灸

针灸学是以中医理论为指导，研究经络、腧穴及刺灸方法，探讨运用针灸防治疾病的一门学科。针灸学是祖国医学的重要组成部分，其内容包括经络、腧穴、针灸方法、临床治疗、针灸医经医籍、实验针灸等。针灸具有适应证广、疗效明显、操作方便、经济安全等优点，数千年来深受广大劳动人民的喜爱，对中华民族的繁衍昌盛做出了巨大的贡献。

古书里保存着一些关于针灸起源的传说资料。如皇甫谧的《帝王世纪》里记载，伏羲氏"尝味百药而制九针"，罗泌的《路史》则说伏羲氏"尝草制砭，以治民疾"。皇甫谧的《针灸甲乙经·序》说："黄帝咨访岐伯、伯高、少俞之徒……而针道生焉。"孙思邈的《备急千金要方·序》则说："黄帝受命，创制九针。"1973年，长沙马王堆三号汉墓出土的医学帛书中，有两种古代关于经脉的著作，其记载了十一条经脉的循行、证候和灸法治疗。其中的"足臂十一脉灸经"和"阴阳十一脉灸经"，反映了针灸学核心理论经络学说的早期面貌。《黄帝内经》包括《素问》和《灵枢》两部分，其中以《灵枢》所载针灸理论更为丰富和系统，故《灵枢》又称"针经"。

针灸可疏通经络、扶正祛邪、调和阴阳，当遵循治神守气、清热温寒、补虚泻实的治疗原则，从八纲、脏腑、气血、经络等方面辨证。选穴的方法有局部选穴、邻近选穴、远端选穴、辨证选穴、随证选穴，按部配穴、按经配穴等。

针灸是中医治疗的重要手段，经过几千年的发展，目前已广泛运用于内科、外科、妇科、儿科的疾病治疗中，且在医疗保健、康复、美容、减肥、戒烟等领域也不断有新的建树。

以针灸学治疗手段及理论为基础，已衍生出多种针刺或类针刺治疗手段，如浮针、杵针等，极大地丰富了中医治疗手段，可治疗更多的病种。在采用上述治疗手段时，除其自身的理论基础外，针灸学理论也是重要的参考标准。

五、推拿

推拿，又称按摩，古称按跷、案抚，是以中医理论为指导，运用推拿手法或借助于一定的推拿工具作用于病人体表的特定部位或穴位来治疗疾病的一种方法，属于中医外治法范畴。其主要是通过手法作用于人体体表的特定部位，以调节机体的生理、病理状况，达到防治疾病的目的。推拿可以调整阴阳、补虚泻实、活血化瘀、舒筋通络、理筋整复。

在疾病过程中，人体会出现各种各样的病理变化。无论外感病还是内伤病，其病理变化的基本规律不外乎阴阳的偏盛或偏衰。推拿根据证候的属性来调节阴阳的偏盛或偏衰，使机体转归于"阴平阳秘"，恢复其正常的生理功能，从而达到治愈疾病的目的。这种调整阴阳的功能，主要是通过经络、气血起作用的，因为经络遍布全身，内属脏腑，外络肢节，沟通和联系人体所有的器官、孔窍、皮毛、筋肉、骨骼等，再通过气血在经络中运行，形成整体的联系。推拿疗法作用于局部，在局部通经络、行气血、濡筋骨。

在推拿治疗中，手法的频率和方向对补虚泻实亦起着重要的作用。手法的频率在一定范围内变化，仅是量的变化，但超过一定范围的变化，则出现了从量变到质变的飞跃，如一般频率的一指禅推法，仅具有舒通经络、调和营卫的作用，但高频率的一指禅推法则具有活血消肿、排脓托毒的作用，临床上常用来治疗痈疽等疾病。高频率的手法能量扩散少，能有效地深透于组织中，起到"清、消、托"等作用，称之为泻，反之则为补。手法的方向在特定的治疗部位有不同的作用，如在腹部摩腹，手法操作方向为顺时针时，有明显的泻下作用，若手法操作方向为逆时针，而治疗部位的移动方向为顺时针，则能增强胃肠的消化功能，起到补的作用。

现代医学研究已表明微循环障碍是形成瘀血的主要原因之一。促使血液流动的一个主要因素就是动脉与静脉之间保持一定的压力差，如果这个压力差达不到一定的数值，血液流动减慢，甚至停留，形成瘀血。推拿虽然作用于体外，但手法的压力能传递到血管壁，使血管壁有节律地压瘪、复原，在压瘪时，在按压处的近侧端，由于心脏的压力和血管壁的弹性，局部压力急增，急速放松压迫，则血液以短暂的较大的冲击力向远端流去，由于动脉内的压力较高，不容易压瘪，而静脉内又有静脉瓣的存在，血液不能逆流，故实际上是驱动微循环内的血液从小动脉流向小静脉。由于血液中物质的交换是在微循环过程中完成的，故推拿对微循环中血液流通的促进意义重大。

推拿在疼痛症状的改善方面效果显著。推拿可以通过舒筋通络消除疼痛症状，起到一定的治疗作用。推拿还可起到镇静作用，缓解疼痛导致的肌紧张、痉挛，理筋整复，使各种组织各守其位，经络关节通顺，从而发挥治疗作用。

六、拔罐

拔罐古称角法，又称吸筒法，外科治疗疮疡时用以吸血排脓，后来又扩大应用于肺结核、风湿病等内科病症。随着医疗技术的不断发展，不仅罐的质料和拔罐的方法不断得到改进，而且治疗范围也逐渐扩大，外科、内科等都有它的适应证，并经常和针刺配合使用。因此，拔罐成为针灸治疗中的一种重要方法。拔罐时应用各种方法排除罐筒内的空气以形成负压，使之吸附于皮肤，造成被拔部位的皮肤淤血，从而达到治疗疾病的目的。

拔罐的方法主要有：①火罐法，利用燃烧时的火焰的热力，排除空气，使罐内形成负压，将罐吸着在皮肤上。②水罐法，一般应用竹罐。先将罐子放在锅内加水煮沸，使用时将罐子倾倒用镊子夹出，甩去水液，或用折叠的毛巾紧扪罐口，乘热按在皮肤上，即能吸住。③抽气法，先将抽气罐紧扣在需要拔罐的部位上，用注射器从橡皮塞抽出瓶内空气，产生负压，即能吸住；或用抽气筒套在塑料杯罐活塞上，将空气抽出，即能吸住。可根据不同的病情，选用不同的拔罐方法。

留罐又称坐罐，即拔罐后将罐子吸附留置于施术部位 10～15 分钟，然后将罐起下。此法一般疾病均可应用，而且单罐、多罐皆可应用。

走罐又称推罐，一般用于面积较大、肌肉厚的部位，如腰背部、大腿部等。可选用口径较大的玻璃火罐，罐口要平滑，先在罐口或欲拔罐部位涂一些凡士林油膏等润滑剂，再将罐拔住，然后医者用右手握住罐子，向上、下、左、右需要拔罐的部位往返推动，至所拔部位的皮肤潮红、充血甚至瘀血时，将罐起下。

闪罐，采用闪火法将罐拔住后，又立即起下，再迅速拔住，如此反复多次地拔上起下，起下再拔，直至皮肤潮红。

留针拔罐，是将针刺和拔罐相结合的一种方法。先针刺，待得气后留针，再以针为中心点将火罐拔上，留置 10～15 分钟，然后起罐拔针。

刺血拔罐，又称刺络拔罐。将应拔部位的皮肤消毒后，用三棱针点刺出血或用皮肤针叩打后再行拔罐，使之出血，以加强刺血治疗的作用。一般针后拔罐留置 10~15 分钟。

药罐，是指先在抽气罐内盛储一定的药液，一般为罐子的 1/2 左右，药物常用生姜、辣椒液、两面针酊、风湿酒等，或根据需要配制，然后按抽气罐作法抽去空气，使罐吸附在皮肤上。

拔罐具有通经活络、行气活血、消肿止痛、祛风散寒等作用。其适用范围较为广泛，风湿痹痛，各种神经麻痹，以及一些急、慢性疼痛，如腹痛、腰背痛、痛经、头痛等均可应用，还可用于感冒、咳嗽、哮喘、消化不良、胃脘痛、眩晕等脏腑功能紊乱的病症。此外，丹毒、红丝疔、毒蛇咬伤、疮疡初起未溃等外科疾病亦可用拔罐。

附　录

附录一　中医康复领域创新创业分析

康复是 20 世纪出现的名词，中医康复是伴随着康复医学的发展和临床康复需求的产生所诞生的新学科，诸多中医技术已经在人类康复事业中发挥重要的作用。整体观、辨证论治、治未病等哲学观点是中医文化的核心所在。中医康复技术也在不断融合现代医学的技术和理念中发展壮大并发挥自身的优势，这是中医康复的前景所在。

全国各地高等医学院校陆续设立中医康复治疗专业，不断扩招，医学毕业生的人数飞速增长，而医学毕业生经受的就业压力不断增大。虽然我国康复医学是改革开放后从国外引进的，属于"朝阳产业"，但随着社会经济的迅速发展带动医学的发展，康复专业毕业生面临着用人单位门槛越来越高的情况。

在新一轮医药卫生体制改革正式拉开帷幕后，国家提出创业新政策，要求培养具有创新精神和创业能力的高素质医学人才，推进医改进程，促进社会和谐发展。这给解决医学生就业问题提供了一大思路，但究竟适不适用于中医康复专业学生，还需结合实际情况做进一步深入探讨。

一、对中医康复专业学生就业的分析

(一) 传统就业的现状

1. 传统就业的优势

就业的区域和方向选择较多。中医康复专业学生毕业后主要到综合医院中医康复医学科、中医康复中心（中医康复医院）从事中医康复治疗工作，也可到疗养院、保健中心、体育医院或运动队医务室、社区卫生服务机构等单位从事中医康复治疗工作。

就业前景广阔。中医康复治疗师在数量和质量上远不能满足中医康复治疗的实际需要。

2. 传统就业的不足

(1) 中医康复发展存在区域局限性，速度缓慢。中医康复事业的发达程度和地区的经济水平有直接联系。近年来，我国医药卫生事业虽然取得了长足的发展，但是优质资源仍然向城市大医院集中。

(2) 中医康复治疗师的社会地位不高，大多数病人还没有形成中医康复治疗的意识，不重视中医康复。中医康复治疗师的社会地位有待加强。

(3) 中医康复科室不太受重视。中医康复科室与临床科室的联系不够紧密，跨科支持和协作工作有待进一步改善。

(4) 中国康复事业处于起步阶段。人才的教育培养、执业资格考试、机构设置、医保支持、中医康复器械工艺等方面还需要政府重视并加大支持力度。

(二) 自主创业的现状

大学生自主创业，可以更加自由、合理地安排自己的时间，更好地发挥创造力和创新力，培养吃苦耐劳的精神和责任感，证明自己的人生价值。大学生创业一直吸引着社会各方面的关注，国家不断推出针对大学生就业的各种优惠政策，鼓励和支持大学生自主创业。各地政府部门也推出了针对大学生的创业园区、创业教育培训中心等，以此鼓励大学生自主创业。部分高校也创立了自己的创业园，为学生创业提供支持。中医康复专业学生可以充分利用学校和社会资源，拓展创业思路。

尽管有国家和学校提供政策支持，但是大学生自主创业现状却难以令人乐观。医学生毕业脱离学校后，受自身因素和社会因素等影响，大多会面临资金难、运营难、推销难等困境，要凭个人之力创业成功往往十分困难。风险投资公司不愿意投资学生自主开创的规模小、风险大的企业。所以，大多数毕业生在创业时选择了启动资金少、容易开业且风险相对较小、较容易操作的传统行业，如餐厅、咨询、零售等行业。中医康复专业学生中，真正自主开创中医康复相关事业并取得一定成绩的只有极少数人。

二、现阶段中医康复专业学生创业存在的问题

（一）受传统家庭教育影响，创业意识薄弱

长期以来，"学而优则仕"的思想普遍存在，多数家长希望自己的孩子能够进入好的单位。家长按自己的理念强行塑造孩子，严重制约孩子的创造力和独立思考能力。

（二）学校教育的局限性

目前，大多数高等医学院校均重视创业教育，能够将创业教育融于医学教育体系，在校园内开展形式多样的创业课程、大赛、创业知识讲座等，开拓了创业思路。但是，应试教育依然占主要地位，教学模式依然侧重于知识传播而非启发探索，学生的创新意识和创造力得不到良好的培养。另外，大学生创业教育内

容落后，且缺乏有经验的讲师，创业课多属"纸上谈兵"，在众多创业计划中能真正付诸实践并取得成功的案例十分少见。

（三）大学生自身的局限性

（1）医学生在职业选择上，专业性意识较强。应届中医康复毕业生在面临职业选择时，"医"的特征十分明显。尽管随着社会发展，多样化趋势更加明显，但大部分学生仍"希望从事与中医康复专业相关的职业"，且对就业形势认识不清，"眼高手低"，创业仅是不得已之选。

（2）中医康复毕业生大学几年的时间和精力主要用在中医康复专业知识和技能的学习上，对创业认知不足，对计算机软件操作、财务管理、法律等方面的知识不重视，知识结构不合理，创业能力不够。

（3）一些大学生缺乏艰苦奋斗的精神，没有足够的信心和准备，畏惧创业。

三、相关改进措施和建议

（一）医学院校加强创业教育

树立全新的创业教育观念，完善创业制度，主动培养医学生的创业意识。构建创业教育课程体系，完善教学机制，全面发展创业课程、创业研究、创业论坛、创业竞赛和创业者联盟。加强师资力量，引入市场机制，搭建实践平台，营造良好的创业氛围，激发创业热情，培养学生的跨领域创新能力，推动其以医学为基石全方位开创新事业，灵活利用专业优势，解决就业问题。

（二）医学生改变自我观念

传统观念极大地限制了医学生的发展。医学生需要改变自己传统的就业观，认清当前的就业形势，应跳出固有思维，积极学习各种创业相关知识，拓宽自己的知识面，掌握更多实践技能，主动探索创业道路，磨砺自己。

（三）政府提供创业支持

政府加强对医学生自主创业的政策支持，切实做到支持有资质人员依法开业，联合学校为学生创业计划提供正确的指导，搭建各种创业平台，提供信息便利，帮助学生争取资金和技术支持。动员各地的医疗创业企业家和医疗机构管理者，整合社会资源，为学生自主创业提供强力支持。家庭则要以宽容的态度对待学生，给予更多的鼓励，帮助学生度过困难时期。

四、创业的探索方向

（一）成立中医康复机构

可以选择一个专门的中医康复医学方向，结合自己精通的医学领域的发展，联合志同道合的同学一起集资创办中医康复机构。先开展详细的市场调查，分析中医康复医疗市场的缺口，做好长远的运营计划，做出自己的特色中医康复。比如随着我国城市化进程的加快，外出打工的父母越来越多，导致留守儿童数量不断增加，而其中自闭症儿童所占的比例逐年上升。目前国内很多医院并没有成立专门的小儿中医康复科室，自闭症儿童的中医康复是一个不错的开发领域，可以成立一个自闭症儿童中医康复机构，收纳各地自闭症儿童，提供精细全面的中医康复治疗。

（二）社区老年人健康管理团队

我国老龄化趋势使得现阶段各社区的高龄老年人人口不断增加。一个专业有序的社区健康管理团队就显得十分必要。由专业的中医康复医学毕业生组成团队，为老年人提供健康生活和就医指导服务，并开展科学健康的养生教育。对每一位老年人建立一份健康档案，具体情况具体分析，提高医疗效率，加强社区与医疗机构的联系。

（三）微信、微博上组建专科疾病咨询团队

可以通过开设微博、微信公众号，组建专科疾病咨询团队，针对目标人群，快速精准地传递中医康复医疗信息，实现个性化消息推送，线上通知，线下展开趣味活动，加强信息交流，扩大影响。

（四）"互联网＋"联合运营

通俗来说，"互联网＋"就是"互联网＋各个传统行业"，但这并不是简单的两者相加，而是利用信息通信技术以及互联网平台，让互联网与传统行业进行深度融合，创造新的发展生态。我们可以借助"互联网＋"充分发挥互联网在社会资源配置中的优化和集成作用，比如以 APP 的形式，提供一个以中医康复为主的移动网络平台，将中医康复医学的人才、技术、信息资源汇集起来，在为各地中医康复医学人士提供一个交流学习之地的同时，随时随地为广大群众提供中医康复知识、中医康复咨询及中医康复治疗师上门治疗服务等。国内一些医学平台的成立经验值得我们借鉴，比如"运动医生"（Dr. Sport），成功借助"互联网＋"与国内外运动医学界知名骨科、运动医学专家建立了紧密的联系，在与国际接轨的同时，为病人提供治疗方案以及专家出诊、物理治疗及中医康复训练等服务，还为广大运动爱好者提供运动损伤评估及个性化运动处方等。移动端平台"康复大师"，专门推出康复治疗师上门服务。"9073 连锁医疗居家护理站"专门推出养老、中医理疗服务，是不错的运营方式。

附录二　康复科运动处方报告

成都中医药大学附属医院
Hospital of Chengdu University of TCM
四川省中医医院
TCM Hospital of Sichuan Province

康复科运动处方报告

年　月　日

基本信息					
姓名		性别	□男　□女	年龄　　　岁	
联系电话		家庭住址			
门诊诊断（中医诊断）					
门诊诊断（西医诊断）					
入院诊断（中医诊断）					
入院诊断（西医诊断）					
运动前筛查结果					
健康筛查	身高_____cm，体重_____kg，体脂率_____% 身体质指数（BMI）_____				
	疾病史：□无　　　　　□高血压　　　　□糖尿病 　　　　□心脏病　　　□肺脏疾病　　　□其他				
	血液指标：空腹血糖_____mmol/L 　　　　　总胆固醇_____mmol/L				
	血压_____/_____mmHg　心率_____次/分 靶心率_____次/分				

运动喜好				
运动风险分级	□低	□中	□高	
运动测试结果	心肺机能	□低	□中	□高
	肌肉力量与耐力	□差	□一般	□较好
	柔韧性	□差	□一般	□较好
体力活动水平	□严重不足	□不足	□满足	

存在的主要问题：

主诉需求：

运动处方：

运动目的：

运动方式：

运动强度：

运动时间：

运动频率：	
周运动量：	
运动目标	短期： 长期：
注意事项	
回访时间	年　　月　　日
运动处方师	

参考文献

[1] 钟枢才. 杵针学［M］. 北京：中国中医药出版社，2009.

[2] 李仲愚. 杵针治疗学［M］. 成都：四川科学技术出版社，1990.

[3] 晋松. 杵针疗法与运动创伤［M］. 成都：四川科学技术出版社，2019.

[4] 钟磊，钟枢才. 四川李氏杵针流派临床经验全图解［M］. 成都：四川科学技术出版社，2017.

[5] 钟磊. 李氏杵针流派临床经验辑要［M］. 成都：四川科学技术出版社，2016.

[6] 符仲华. 浮针疗法治疗疼痛手册［M］. 北京：人民卫生出版社，2011.

[7] 陈日新. 热敏灸实用读本［M］. 北京：人民卫生出版社，2009.

[8] 陈立典. 传统康复方法学［M］. 北京：人民卫生出版社，2013.

[9] 谢韶东. 中医运动疗法中的康复技术［J］. 中医诊疗技术，2015（6）：5.

[10] 周小青，张冬琴，杜俊凯. 差异与融合：中西方体育养生文化的阐析［J］. 北京体育大学学报，2017（4）：138－143.

[11] 刘超，王阶. 中医传统运动疗法调气、调神治疗高血压病［J］. 北京中医药，2017（1）：59－61.